STOPPT DIE KINDERSCHÄNDER

Die Opfer – die Täter – das Millionengeschäft

EIN REPORTER DECKT AUF
VERLAG
KLEINDIENST

ALEXANDER HAIDE

mit Beiträgen von
Rotraud A. Perner
Anton Schmid & Monika Pinterits
Ernst Swoboda
Barbara Mucha
Holger Kind

STOPPT DIE KINDERSCHÄNDER

Die Opfer – die Täter – das Millionengeschäft

I M P R E S S U M

Verlag Kleindienst
Eduard Klinger Straße 19
A - 3423 St. Andrä-Wördern

Auslieferung & Vertretung Österreich, Südtirol: Dr. Hain
Auslieferung Deutschland, Schweiz: HEROLD VA
Vertretung Deutschland: Christiane Nielbock, Hermann Conrad, Peter Sanden

Lektorat: Andrea Brandl, Wien
Grafikdesign: Barbara Mungenast, Wien
Fotos: Gerhard Fally, Wien
Druck: Gerin, A 2120 Wolkersdorf

www.kleindienst.cc
office@kleindienst.cc

Auflage: Januar 2003
ISBN: 3-9501151-7-X

VERLAG KLEINDIENST

The computer is the new cool tool
Now we say: all information should be free
It is not

Information is power and currency in the virtual world
So mistrust authority
Cyberpunks are the true rebels
Cyberculture is coming in under the radar of ordinary society
An unholy alliance of the tech world

Der Computer ist das neue coole Gerät
Wir sagen: Information muss frei sein
Sie ist es nicht

Daten sind die Macht und die Währung der virtuellen Welt
Misstrauen wir Autoritäten
Cyberpunks sind die wahren Rebellen
Cyber-Kultur unterwandert die normale Gesellschaft
Eine teuflische Verschwörung der High-Tech-Welt

Billy Idol, „Cyberpunk", 1993

Für meine Eltern Susi & Rudolf Haide – als kleines Dankeschön!

Ein herzliches Danke für Zeit, Zuneigung, Verständnis und Unterstützung an: die ganze „Family" (you know who!); Ewald Flackl für viele Jahre; Franzi Trost für Rat & Erstkorrektur; Christoph Dichand & all jene bei der „Krone", die meine Arbeit immer unterstützt haben; Andi Schiel; Markus „Ja Mann!" Hofer; Dr. Ernst Swoboda für wertvolle Tipps & Zuspruch; Dr. Gottfried Wirth; Don Almiro; Josef Kleindienst (Verleger von Socken); Gerhard Fally für Lichtbilder; Mickey Parenti; Barbara Mungenast & Dani Chylik jun. für tolle Cover-Ideen. Marlis Schmidt für dreieinhalb Jahre Wegbegleitung und Freundschaft. EBW – was wäre, wenn?

Und ein dickes „Sorry" an die vielen lieben Menschen, die hier nicht namentlich genannt wurden, zum Teil auch zu ihrem eigenen Schutz: Merci vielmals! Ohne Euch wären diese Seiten nie geschrieben & gedruckt worden ...

Vielen Dank, Anerkennung und Respekt an meinen Kollegen Gerhard Kahofer für die Unterstützung und die unermüdliche Recherche!

„Letzte Woche war ich in Berlin, war echt toll. Ich hab sogar eine Pedo-Community kennen gelernt (Anm.: Personen, die ihre eigenen Kinder untereinander zum Sex austauschen, Videos produzieren oder sich zum Teil auch „nur“ mit dem organisierten Erwerb, Tausch und Handel von Kinderpornos beschäftigen), 20 Leute.

Neulich stehe ich am Bahngleis am Bahnhof Zoo, da kommt eine Frau mit ihrer kleinen Tochter und stellt sich neben mich. Wir kommen so ins Gespräch, und ich flirte mit der Kleinen. Plötzlich sagt die Mutter, dass es schön wäre, wenn wir drei Plätze nebeneinander bekommen würden. Mein Herz tat ’nen Sprung! Die Kleine sah aus wie vier, ganz dünn, lange braune Haare, große braune Augen. Sie war aber schon sechs und hieß Jasmin.

Wir haben dann in einem Großraumabteil zusammen gesessen, uns unterhalten, Witze gemacht, und ich hab immer versucht, mit der Kleinen Körperfühlung zu bekommen. Ich hab sie gekitzelt und so. Die Mutter war voll nett, Berlinerin eben. Für sie war das alles normal, denn ich hab es ja nicht übertrieben. Ab und zu ging die Mutter eine Zigarette rauchen. Dann hab ich mich neben die Kleine gesetzt und mit ihr rumgealbert (...)

Nach einer Weile sagte sie, sie müsse mal. Also bin ich mit, um ihr zu helfen. Wir zwei dann in der winzigen Toilette. Als sie da so saß, hab ich gesagt: ‚So ein niedliches Höschen, mit Teddys.’ Sie hat es gerne gezeigt. ‚Jetzt oder nie!’, dachte ich. Ich hab zu ihr gesagt, dass ich auch mal müsse. Ich habe mich hingestellt, und sie direkt dabei. Ich hatte so’n Rohr, da war nichts mit pinkeln. Sie guckte ganz interessiert, während ich ein bisschen an mir rumgespielt und ihr gesagt hab, das wäre jetzt onanieren. Du hättest sie sehen sollen, sie war total gespannt. Dann hab ich ihr versprochen, dass ich beim nächsten Pipimachen mitkomme. Da hat sie gestrahlt.

Wir sind dann wieder zurück und haben weiter gespielt. Die Mutter war wieder da und hatte was zu essen und zu trinken für mich besorgt. Ich war natürlich total heiß darauf, dass

sie noch mal musste. Nach einiger Zeit war es dann soweit, Mutter beim Rauchen, und die Kleine musste. Ich natürlich mit, sie auf dem Topf, den Kopf
genau vor meiner Beule. Dann fragte sie: ‚Onanierst du?' Ich konnte kaum was sagen, sondern hab einfach den Reißverschluss aufgemacht und ihn rausgeholt. Sie hat total gebannt hingeschaut. Ich hab meinen ganzen Mut zusammengenommen und gefragt: ‚Willst Du mal?' Es war Wahnsinn. Sie hat ihn in die Hand genommen, und ich hab ihre Hand geführt. Das war sooo geil (...)

Nach einer Stunde Fahrt ging die Mutter eine letzte Zigarette vor der Ankunft rauchen, und wir gingen noch mal aufs Klo. Sie zog sich die Hose bis zu den Knöcheln runter und setzte sich breitbeinig hin (...)

Ich brauche eigentlich keine Videos mehr, das ist bei mir alles im Kopf. Ich hab jetzt auch die Adresse der Mutter. Die würde ich sofort heiraten."

„Principal", Bandenchef eines Pädophilen-Chatrooms, im Dezember 2001

„Principal" wurde Anfang Dezember 2002 wegen bandenmäßiger Verbreitung von Kinderpornos und sexuellen Missbrauchs zu sechs Jahren Haft verurteilt.

Vor allem in den vergangenen Jahren wurde viel über Kindesmissbrauch und Kinderpornografie in Zeitungen und im Fernsehen berichtet. Meist waren spektakuläre Verhaftungen, unzählige Hausdurchsuchungen oder aber das Verschwinden von Kindern die Auslöser für einen oberflächlichen Medien-Hype, der fast so etwas wie eine öffentliche Hysterie erzeugte. Kaum verschwand ein Kind, wurden schon andere von ihren Eltern „eingeschlossen", um ja nicht Opfer werden zu können.

Zu oft waren Eltern, Behörden und die Öffentlichkeit mit geschändeten Kindern konfrontiert – und mit Kinderleichen. In meiner journalistischen Laufbahn habe ich mich beinahe 14 Jahre lang immer wieder mit dem Themenkreis Kinderpornografie beschäftigt. Ich habe Opfer und Täter, ihre Geschichten und Schicksale kennen gelernt, ich konnte mich in Banden von mehreren Dutzend Kinderpornografen und Kinderschändern einschleichen und die Funktionsweise der mafiaähnlichen Strukturen verstehen lernen, die sich via Internet wie ein Spinnennetz über die Erdkugel legen.

Obwohl ich in den unterschiedlichsten Medien publiziert habe, waren es immer nur Bruchstücke einer Szene, die ans Licht der Öffentlichkeit gelangten. Niemals wurden bisher die Zusammenhänge hinter den Kulissen der Kinderpornografen, ihrer Opfer und Kunden beleuchtet – damit wurde das wahre Ausmaß der Tragödie, die sich in biederen Wohnzimmern und in Büros abspielt, verschleiert.

Das unangenehme Thema Kinderporno wird konsequent weggeschoben. Es sei zu grausam für den Leser, könne ihm nicht zugemutet werden. Es sei zu unappetitlich und betreffe nur eine Minderheit, heißt es üblicherweise. Der bekannte Journalist Johannes von Dohnanyi beruft sich in einem Artikel in der schweizerischen „Weltwoche" (41/2002) auf FBI-Quellen, die den Umsatz der Kinderpornografen in Nordamerika auf mehr als viereinhalb Milliarden Euro im Jahr schätzen; hinzu käme noch einmal dieselbe Summe durch Kunden aus Japan und Europa. Ein Betrag, der zumindest die Fahnder des deutschen Bundeskriminalamts nur den Kopf schütteln lässt. Die genannte Summe sei viel zu hoch. Trotzdem: Lässt man sich auf eine vorsichtige Schätzung ein, die allerdings keine seriösen Grundlagen haben kann, da es keine Untersuchungen über Verbreitung und Handel von Kinderpornografie im Internet gibt, scheint ein Gesamtumsatz zwischen 100 und 200 Millionen Euro wahrscheinlicher. Im Gegensatz zum Drogenhandel existiert keine internationale

 Studie zur Kinderpornografie, zu Opfern, Tätern und Konsumenten.

Zwischen „zumindest mehreren zehntausend weltweit“ (Prof. Philip Jenkins, „Beyond Tolerance – Child Pornography On The Internet“) und „mehreren Millionen Kinderporno-Konsumenten“ (Einschätzung von Behörden) sind durch den Daten-Highway Internet zu einem Dorf zusammengerückt. Wer sich früher noch auf die geografische Distanz zum Tatort von Kinderschändern hinausreden wollte (wie etwa Südostasien), dem brachte das Internet Kinderpornos jeder Art billig, bequem, anonym und (beinahe) gefahrlos direkt auf den Homecomputer.

Das Verbrechen passiert sogar live: Mitglieder des „Orchide Clubs“, einer Internet-Bande von Kinderschändern, missbrauchten ein kleines Mädchen schon in den Jahren 1995/96 vor den Augen ihrer „Freunde“ auf der ganzen Welt. Via Webcam sahen Männer in Finnland, den USA und England zu und gaben sogar Anweisungen zum Missbrauch. Das Wegschauen ist ein Konzept, das deshalb heute nicht mehr funktioniert!

Ich habe versucht, anhand von Fallgeschichten die Arbeitsweise von Kinderporno-Produzenten, Kinderschändern und Kinderporno-Konsumenten aufzuzeigen und somit ein Gesamtbild der pädophilen Szene zu zeichnen, die im Internet eine willkommene und sichere Heimstatt gefunden hat. Durch Details von Fällen, die nie in der Öffentlichkeit bekannt wurden, wird aber auch die Machtlosigkeit der Behörden erkennbar – die Cybercops treten mit der Steinschleuder einer hoch technisierten Panzerarmee gegenüber, die über schier unerschöpfliche Mittel verfügt. Ein Netzwerk an Produzenten von Kinderpornos nützt antiquierte Gesetze und die aussichtslose Lage mancher Kinder in den Ländern des ehemaligen Ostblocks und der so genannten zweiten und dritten Welt schamlos aus. In den vergangenen drei Jahren ist eine industrielle Fertigung von legalen (!) Nacktfotos junger Mädchen und Buben entstanden, die täglich mehr als 1000 neue Fotos und Videos an zahlungskräftige Kundschaft verschachert. Und es werden täglich mehr!

Am Ende ergibt sich eine erschütternde Konsequenz: Derzeit steht der Staat dem Cybercrime machtlos gegenüber. Fortschritte werden nur dort gemacht, wo es um die (finanziellen) Interessen von Großkonzernen geht. Wo es „nur“ ein paar geschändete Kinder sind, die den Unmut einiger weniger erregen, darf das Thema vom Tisch gewischt werden. Und das, obwohl die technischen Mittel für eine effiziente Polizeiarbeit im Bereich der

Kinderpornografie im Internet schon jetzt verfügbar sind. Allein der Wille von Politik und Justiz fehlt!

Meiner Meinung nach ist es an der Zeit, zu „Hinschauern“ zu werden und nicht „Wegschauer“ zu bleiben. All die Geschichten, die ich über die Jahre zusammengetragen habe, sollten den „Hinausschreiern“ genug Munition gegen die „Totschweiger“ geben, wo immer sie auch sitzen! In Redaktionen, Parlamenten, Polizeistuben oder in Nachbarswohnungen.

Jedes geschändete Kind ist eine ermordete Kinderseele. Und keine Therapie der Welt kann die Opfer der skrupellosen Täter jemals ihr Martyrium vergessen lassen!

Der Kampf gegen Kinderpornografen ist nicht aussichtslos, wie einige Erfolge in den vergangenen Jahren zweifelsfrei belegen. Je mehr Menschen das Wissen um die rücksichtslosen Verbrecher und Geschäftemacher mit nackten Kinderkörpern teilen, desto größer sollte der Aufschrei sein. Vielleicht findet er ja dieses Mal Gehör!

Alexander Haide, Oktober 2002

16 Die Befreiung eines Mädchens aus den Fängen eines Kinderschänders

> „Ich hoffe, dass die kleine Marion kein Trauma davonträgt. Ich weiß, wozu Therapeuten fähig sind. Aber wie immer denken die Behörden nicht im Traum daran, dass die Mädchen doch auch ihren Spaß dabei haben; sie wollen ihre sexuellen Affären ..."
>
> **„DukeDolphin", Besucher eines Internet-Forums**

Im Frühsommer 1999 kommt in Österreich der tragische Fall des vermissten Mädchens Natascha Kampusch erneut in die Schlagzeilen. Die Schülerin ist nunmehr seit einem Jahr verschwunden. Auf dem Schulweg. Es gibt kein Lebenszeichen, auch eine Leiche wurde nie gefunden. Die Ermittlungen gehen in zwei Hauptrichtungen, letztlich bleiben jedoch nur Spekulationen: Entweder ließ die Familie selbst das Kind verschwinden, oder Natascha wurde von Menschenhändlern zur Organentnahme oder als unfreiwillige Darstellerin für Kinderpornos entführt.

Bei Nataschas Verschwinden 1998 berichteten sämtliche Medien Österreichs tagelang über die verzweifelte und vergebliche Suche nach der Schülerin. Den vermutlich letzten Sonntag in ihrem Leben verbrachte die Zehnjährige gemeinsam mit ihrem Vater im Wochenendhaus in Ungarn. Bei einer befreundeten Familie wurde am Nachmittag gelernt und anschließend zu Abend gegessen. Am Montagmorgen macht sich das kleine Mädchen in Wien auf den Schulweg. Doch der Unterricht beginnt ohne Natascha ...

Auch die „Kronen Zeitung", Österreichs größte Tageszeitung, berichtet ein Jahr später zum Jahrestag des Verschwindens von Natascha Kampusch wieder in großem Umfang. Deshalb werden noch einmal Fotos des vermissten Mädchens aus den Archiven geholt. Auf einem der Redaktionsbildschirme fällt mir ein Gesicht auf, das mich an ein anderes Kind erinnert. Woher ich es kenne, ist mir sofort klar: Einige Monate zuvor waren in einer einschlägigen Kinderporno-Newsgroup im Internet Fotos eines Kindes aufgetaucht, das Natascha zum Verwechseln ähnlich sieht. Der Täter hat sich selbst fotografiert, als er sich an dem Mädchen verging, und darüber hinaus auch „normale" Fotos (Porträts, Bilder mit Kleidung) ins Netz gestellt.

Wenige Minuten später habe ich die digitalen Fotos eines bisher unbekannten missbrauchten Mädchens in meinem Archiv gefunden. Es ist etwa zehn oder elf Jahre alt und sieht der vermissten Natascha sehr ähnlich. Trotzdem glaube ich nicht, dass sie es tatsächlich ist. Dass das Kind missbraucht wird, erkennt man an den Fotos, die der Täter – Missbraucher und Kinderporno-Produzent in einer Person – angefertigt hat: Oralsex mit dem Mädchen im Wohnzimmer, ein Hamsterkäfig im Hintergrund. Oder im Kinderzimmer, im kleinen Bett des Mädchens. Teile des Körpers des Täters sind zu sehen, Poster an den Wänden, Kissen mit Fotos von Popstars und ein Wandkalender.

In der Redaktion der „Krone" streiten sich die Redakteure: Ist das Mädchen die vermisste Natascha aus Wien? Wir sind uns nicht einig. Dennoch spreche ich mit dem Wiener Sicherheitsbüro, das die Ermittlungen im Fall Kampusch leitet. Dem Beamten F. übergebe ich die Fotos aus dem Internet, der sie wenig später den verzweifelten Eltern vorlegt. Sie haben nun eine Hoffung weniger: Es ist nicht Natascha.

Das Verschwinden der zehnjährigen Natascha Kampusch ist auch heute noch der einzige ungeklärte Kriminalfall dieser Art in Österreich.

Zurück in der Fotoredaktion. Gemeinsam mit dem Fotografen Andi Schiel gehe ich sämtliche Bilder des geschändeten Mädchens noch einmal durch. Plötzlich schreit Schiel auf: Im Hintergrund eines Fotos ist ein großer Müllcontainer aus Aluminium zu sehen, auf dessen Vorderseite die Konturen eines Wappens erkennbar sind. Doch trotz maximaler Vergrößerung auf dem Bildschirm ist der Erzeuger des Abfallcontainers nicht zu identifizieren.

Inzwischen verrät die abartige Fotoserie weitere Details und liefert wertvolle Hinweise auf den Tatzeitpunkt sowie auf die Herkunft des Täters und seines Opfers. Auf einem Foto – das Mädchen wird in einem Kinderzimmer sexuell missbraucht – sind Poster der deutschen Pop-Band „Die Ärzte" zu sehen, auf einem anderen Leonardo DiCaprio aus dem Kassenschlager „Titanic" und ein Kalender. Er zeigt das Jahr 1998! Vermutlich dauert das Martyrium des kleinen unbekannten Mädchens bereits ein Jahr, und wir sind sicher: Die Kleine ist noch immer ihrem Peiniger ausgeliefert – was sich später auf tragische Weise bewahrheiten sollte ...

Mit dem Poster der deutschen Band „Die Ärzte“ ist zumindest das Gebiet, in dem sich Täter und Opfer aufhalten, eingegrenzt: Der Tatort muss sich im deutschsprachigen Raum befinden. Die Suche nach dem Hersteller des Müllcontainers auf einem der Fotos verläuft im Sand, da es zu viele gibt, die Gemeinden in ganz Europa beliefern.
Im Gesicht des kleinen Mädchens erkenne ich keine Angst, bei manchen sexuellen Handlungen wirkt es „nur“ angewidert. Marion, so soll das Mädchen laut des Namens der Bildserie heißen, ist es sichtlich gewohnt, dem Täter als williges Sexspielzeug zu dienen. Auch die Kamera scheint sie nicht zu stören. Auf mehreren Fotos ist zu sehen, wie der etwa 50-jährige Mann versucht, in den Körper seines Opfers einzudringen und Anal- und Vaginalverkehr zu praktizieren. Später, bei seinem Prozess, kann ihm jedoch der vollzogene Geschlechtsverkehr mit der Schülerin nicht nachgewiesen werden. Dies spielt bei der Bemessung des Strafausmaßes eine Rolle.

Marion war in der Zwischenzeit zu einer Art Superstar unter den Pädophilen geworden. Sie begeisterte die kranken Gemüter. So meinte der Kinderschänder „Darkstar“ in einer Nachricht: *„Marion hat sichtlich die Zeit mit dem Mann genossen. Schaut mal, was sie für ihn getan hat, wie sie posiert. Das wunderschöne Mädchen wird die Spielereien vermissen ...“*

„Wie soll ich weiter vorgehen?“, frage ich den Beamten F. vom Wiener Sicherheitsbüro. *„Wenn Sie einen Draht zu den deutschen Beamten haben, dann schicken Sie denen die Fotos gleich direkt. Der Dienstweg dauert auf jeden Fall länger ...“* Über Interpol Wien lerne ich Michael M. kennen, einen Cybercop des deutschen Bundeskriminalamts BKA in Wiesbaden, der Kinderpornografie im Internet aufspürt und Täter enttarnt. Bereits am Telefon macht er einen freundlichen und engagierten Eindruck – eine Eigenschaft, die ich bei den meisten österreichischen Beamten vermisse. Er will sich das Material zumindest ansehen ...

Einige Stunden später liegen Dutzende Digitalfotos, die ich per E-Mail verschickt habe, auf dem Tisch des Kriminalhauptkommissars Michael M. Er kennt die Fotos noch nicht und setzt sich sofort an deren Auswertung. Er ist ebenfalls der Überzeugung, dass das Mädchen noch immer seinem Peiniger ausgeliefert ist. Als „sehr aufschlussreich“ bezeichnet er eine Aufnahme, die das Mädchen vor einem Tischtennistisch aus Beton zeigt. Davor ein Jägerzaun aus Holz, wie er in vielen mitteleuropäischen Ländern verwendet wird, im Hintergrund ein schlichtes, mehrstöckiges Betongebäude. *„Sieht nach einer Schule aus"*, meint Kommissar M., *„aber ohne Fahndung in der Öffentlichkeit wird hier kaum ein Erfolg möglich sein!"* Die einzige Chance: Die deutschen Behörden suchen über das Fernsehen nach dem Opfer. Ein Porträt ohne Balken über den Augen muss ausgestrahlt werden. Noch nie wurde auf diese Weise nach dem Opfer eines Kinderschänders gesucht. Ein weltweit einzigartiger Fall!

Schon beim ersten Anlauf gibt die Staatsanwaltschaft Frankfurt grünes Licht, um nach dem Mädchen mit Hilfe der TV-Sendung „Aktenzeichen XY ungelöst" zu suchen. Besonders ein Verdachtsmoment überzeugt den Staatsanwalt: Da das Kalenderblatt im Hintergrund das Jahr 1998 zeigt, liegt auch für ihn die Vermutung nahe, dass das Kind nach wie vor missbraucht wird.

„Das Martyrium dieses Mädchens muss endlich aufhören!" titelt eine Geschichte am 17. Juli 1999 der „Kronen Zeitung", und am selben Abend wird über das Fernsehen nach dem Opfer gesucht. Zum Erstaunen der Beamten erkennt keiner der Zuschauer das Mädchen, allerdings meldet sich der Hausmeister einer Schule in Süddeutschland. Er erkennt das Gebäude und später auch das Mädchen, das innerhalb kürzester Zeit gefunden ist. Nach der ersten behutsamen Vernehmung durch Polizeibeamten schildert Marion Einzelheiten über die Treffen mit Onkel Ingo. Nur Stunden später klicken im deutschen Niedersachsen die Handschellen. Der Täter, Ingo T., ist in Haft, das Mädchen – Marion – aus seinen Fängen befreit! Ein riesiger Erfolg, der vor allem auch durch die Fahndungsmethoden des BKA Wiesbaden ermöglicht wurde, die hier selbstverständlich nicht näher beschrieben werden, um zukünftige Operationen nicht zu gefährden.

Bei der Durchsuchung des Hauses von Ingo T. wird nicht nur eine Menge eindeutiger Fotos von Marion sichergestellt, sondern Kinderpornos jeder Art, ebenso wie Bilder von Kinder- und Frauenleichen. Als „besonders grausam" wird man T. später bezeichnen, er ist übrigens verheiratet und wegen diverser Gewaltdelikte bereits vorbestraft. Seine Frau ahnte nichts von den kriminellen Umtrieben ihres Mannes.

Marions Eltern waren zutiefst schockiert, als sie vom sexuellen Missbrauch ihrer Tochter erfuhren. Sie hätten keine Ahnung gehabt, geben sie zu Protokoll. Ingo T. war ein enger Freund der Familie, den sie im Urlaub am FKK-Strand kennen gelernt hatten. Er sei so überzeugend gewesen, dass er sogar Eskimos Eisschränke verkaufen könnte. Und Marions Mutter im

gemeinsamen Urlaub überredete, ein Pferd zu streicheln, obwohl sie panische Angst vor den Tieren hatte. Er war der „nette Onkel", der Marion auch in Abwesenheit ihrer Eltern besuchen durfte. Ermittlungen der Polizei ergaben, dass Marions Eltern tatsächlich ahnungslos waren und sie damit keine Schuld traf.
Im Vorfeld der Gerichtsverhandlung wurden das Leben und der Besitz des Täters T. von den Behörden peinlichst genau untersucht. Die Ergebnisse der Vernehmungen und die Auswertung der bei Ingo T. gefundenen Fotos, Videos und anderen Daten schockierten sogar hartgesottene Polizeibeamten: Seit Monaten hatte T. versucht, mit der damals Zehnjährigen Geschlechtsverkehr zu vollziehen, was jedoch aufgrund ihres Alters nicht möglich war. Dehnungsübungen hatte der skrupellose Mann Marion aufgetragen, um später leichter in sie eindringen zu können. Das „Codewort" für den Beischlaf: Tischtennis spielen. Eine Postkarte dokumentiert die Brutalität und Rücksichtslosigkeit des Mannes: *„Übst du schon fleißig Ping-Pong? Du weißt, wenn du mich darin schlägst, schenke ich dir einen neuen Fernseher!"*

Der absolute Horror hätte für Marion nur eine Woche später begonnen. Sie sollte gemeinsam mit dem „netten Onkel Ingo" eine Woche allein – ohne Begleitung ihrer Eltern – auf Urlaub fahren. Vermutlich hätte sie sich dort ihren neuen Fernseher „verdienen" müssen. Der Fahndungserfolg kam gerade noch rechtzeitig ...

Während des Prozesses im Jänner 2000 am Landgericht in Konstanz am Bodensee sagte das Mädchen „indirekt" aus (d.h., ihre Zeugenaussage wurde auf Video aufgezeichnet, um Marion den Auftritt vor Gericht zu ersparen), sein Martyrium habe ganz harmlos begonnen. Onkel Ingo habe ihr beim Einschlafen aus Büchern vorgelesen, wobei er an ihrem Bett gesessen habe. Später habe er begonnen, sie zu streicheln, dann seien sexuelle Handlungen gefolgt. Er hatte versucht, sowohl Anal- als auch Vaginalverkehr mit der Zehnjährigen zu haben; vollzogener Oralsex ist durch Bilder dokumentiert, die der Täter während des Missbrauchs angefertigt hatte. Ob der Täter seinem Opfer gedroht hat, damit es ihn nicht verrät, wurde nie geklärt. Ingo T. hatte Marion den sexuellen Umgang mit ihm über Monate anerzogen, so dass der Missbrauch nichts Außergewöhnliches mehr für das Kind darstellte.

Es wird niemals möglich sein, alle Fotos von Marion aus dem Internet zu entfernen. Ihr ganzes Leben lang wird Marion damit konfrontiert sein, dass sich irgendwo auf der Welt Pädophile vor dem Computer mit T.s Fotos selbst befriedigen. Das gilt für jedes Opfer der Internet-Kinderpornografen. Vor Gericht wurde in diesem Fall der Umstand, dass die Fotos des Opfers für immer im Internet kursieren werden, bei der Zumessung des Strafmaßes als besonders schwerwiegend gewertet. Dies erkennen sogar die Konsumenten von Marions Vergewaltigungen:

> „Wundert ihr euch nicht, was Mädchen wie Marion heute machen? Ich würde mich nicht wundern, wenn sie als Nutten auf der Straße stehen oder in miesen Schuppen strippen würden. Oder sie sind tot und begraben, weil sie Selbstmord begangen haben, weil sie eines Tages draufgekommen sind, dass ihre Freundinnen nicht von ihren Vätern gefickt werden. Sie wissen wahrscheinlich, dass die Porno-Bilder von ihnen für immer im Netz sind und von Millionen Menschen gesehen werden können. Es ist doch nur eine Frage der Zeit, bis jemand auf die zukommt und sagt: Hey, ich hab deine Familienfotos im Internet gesehen, wo dich dein Vater anal nimmt. Was für ein toller Typ!“
>
> **„CuriousGeorge“, Pädophiler**

Während die Staatsanwaltschaft sechs Jahre Haft forderte, übertraf der Richter am Landgericht Konstanz zur Überraschung aller Beteiligten das geforderte Strafausmaß: Er verurteilte den 45-jährigen Kinderschänder Ingo T. zu sechs Jahren und neun Monaten unbedingter Haft, d.h. ohne Bewährung – ein in diesem Ausmaß richtungsweisendes Urteil, das in Österreich seinesgleichen vergeblich sucht.

Für mich selbst war der Fall „Marion“ besonders beeindruckend. Zum ersten Mal besaß ein Opfer nicht nur ein Gesicht und einen Namen, sondern auch eine dokumentierte – tragische – Geschichte mit einem zumindest teilweisen „Happyend“. Marions Geschichte ist zwar „nur“ eine von vielen, von denen ich im Rahmen meiner Recherchetätigkeit erfahren habe, aber dies war das erste Mal, dass ich selbst bei der Befreiung einer Minderjährigen aus einem sexuellen Missbrauchsverhältnis mithelfen konnte - eine Erfahrung, die ich jedem wünsche. Dies ist der Beweis, dass Journalisten auch heute noch vieles erreichen können!
Am Montag, dem 3. Jänner 2000 erreichte mich eine E-Mail meines Kontakts beim BKA Wiesbaden, die mich berührte und der schönste Dank war: *„Die Eltern des geschädigten Kindes lassen Herrn Haide über das BKA*

 ausdrücklich ihren Dank ausrichten, da sie davon ausgehen, dass ohne seinen ursprünglichen Hinweis der Missbrauch fortgesetzt worden wäre."

Marion kommt, so berichteten ihre Eltern, mit den Geschehnissen im Moment einigermaßen gut zurecht und befindet sich in psychologischer Behandlung. Erst in einigen Jahren wird man feststellen können, welchen Schaden Ingo T. wirklich angerichtet hat. Jedenfalls wird sie nie ein unbelastetes, normales Verhältnis zu Männern aufbauen können, da immer ein übler Beigeschmack bleiben wird. Und Marion wird irgendwann beginnen, Fragen zu stellen. Ihren Eltern, vielleicht sogar dem Täter, auf jeden Fall aber einer Gesellschaft, die sie nicht schützen konnte. Oder schützen wollte ...

Bereits in einem Jahr wird Marions Peiniger vermutlich wieder aus der Haft entlassen, da im Frühjahr 2004 zwei Drittel seiner Strafe verbüßt sind. Marion ist dann noch nicht einmal 15 Jahre alt ...

Hier hat sich die pädophile Gemeinde, die ihre Mitglieder in den USA auf zumindest eine halbe Million schätzt, ihre eigene (Fehl-) Einschätzung zurechtgezimmert, mit der sie ihre Taten und sexuellen Vorlieben rechtfertigt.
Marion ist inzwischen längst ein „Kinderporno-Superstar":

> „Marion wird eines der Lieblingsopfer (Anm.: der Behörden) werden, sie wird ihren Lover denunzieren, ihn als Sex-Monster, als Vergewaltiger darstellen. Sie wird genauso wie Helena in England (Anm.: ein weiterer spektakulärer Fall von Kindesmissbrauch in der Familie, verbunden mit der Produktion von Kinderpornografie) zerstört werden und zu Pflegeeltern kommen, während sie in Therapie ist."
>
> **„Darkstar", Kinderpornossammler**

> „Liebes BKA, denkt mal drüber nach, was Ihr dem Kind angetan habt. Ihr habt dem Mädchen genauso wehgetan wie der Täter, vielleicht sogar noch mehr Schaden angerichtet als er. Dankeschön!"
>
> **„Cantbelieve", Internet-User**

* Name des Opfers geändert

„Vielleicht denkt ihr, ich bin verrückt, aber habt ihr je darüber nachgedacht, dass diese Mädchen (Anm.: auf Bildern und in Videos) unsere Retter sind? Dank dieser Mädchen können wir unsere Lust ausleben, ein Kleenex voll machen oder an die jungen Dinger denken, wenn wir mit unseren Frauen zusammen sind. Wir gehen nicht auf die Straße, schnappen uns eines der jungen Dinger und vergewaltigen es. Das könnte für uns gefährlich sein, denn es ist ein Verbrechen! Jungs, wir haben nicht viele Chancen. Entweder wir sehen uns diese Bilder und Videos an, chatten mit jungen Mädchen oder suchen neues Material. Natürlich könnte ich auch den anderen Weg gehen und (Anm.: sexuelle) Action mit Kindern suchen. Aber das ist die Ausnahme für mich ..."

„newbee", ein bis heute den Behörden unbekannter Internet-User

Oktober 1996. Ich verbringe eine weitere lange Nacht in diversen Chatrooms im Internet. Wie schon in den vergangenen Monaten, bin ich mit dem Ausspionieren des Kanals namens „W0nderland" beschäftigt. Einem Chatroom, der ausschließlich als Sammelbecken für Kinderporno-Sammler, -Produzenten und Missbrauchern dient. Schon vor langer Zeit waren Gleichgesinnte aus den öffentlichen Bereichen des Internet in eigene, durch Passwörter und andere Sicherheitsmaßnahmen (wie z.B. selbständig agierende Wächterprogramme) gesicherte Ecken der digitalen Welt gewechselt. Bis zu 150 Surfer treffen sich regelmäßig in den dunklen Winkeln des Internet. 24 Stunden am Tag herrscht reger Betrieb – es sind Menschen aus der ganzen Welt und damit aus allen Zeitzonen versammelt. Österreicher gibt es im Oktober 1996 in „W0nderland" außer mir keine.

Sobald sich jemand in „W0nderland" einloggt, erscheint sein Name samt dazugehörigen Details in einem Programmfenster. Besonders interessant ist die IP-Adresse (sozusagen das „Autokennzeichen" auf der Datenautobahn) eines Users. Solange man diese Adresse nicht verschleiert (was heute keinen großen Aufwand mehr verursacht, in abgesicherten Chat-Kanälen aber gar nicht nötig ist – man kennt sich schließlich), ist zumindest der Einwahlort des Users bekannt. Eine individuelle Länderkennung wie bei WWW-Seiten (etwa .at für Österreich oder .de für Deutschland) macht das möglich.

Ein neues Mitglied klinkt sich in „W0nderland" ein. Der Mann mit dem Nickname „dreddy" (seinem Internet-Pseudonym) sitzt in Wien vor

 einem PC der Technischen Universität! Ein Student als Kinderpornograf? Die Internet-Kennung verrät den Mann.
Er wäre der erste Konsument aus Österreich, der sich in einem Bereich bewegt, in dem es im „großen Stil“ zur Sache geht. In „W0nderland“ organisieren sich nicht nur Großsammler von Kinderpornos (zumindest 10.000 Bilder muss jedes Mitglied besitzen), sondern auch Menschen, die zugeben, aktive Kinderschänder zu sein. Sie sind Sextouristen, die auf ihren Reisen durch Asien minderjährige Mädchen missbrauchen, oder Kindersexwochenenden in der ehemaligen Sowjetunion verbringen und darüber hinaus derartige Trips nach St. Petersburg und Moskau vermitteln.

Frechheit siegt. Im direkten Kontakt zu „dreddy“ gilt es mir, sein Vertrauen zu erlangen. *„Worauf stehst denn du?“*, frage ich frei von der Leber weg und: *„Tauschen wir ein wenig?“* „dreddy“ geht darauf ein. Nur so kann ich den Beweis erbringen, dass er Kinderpornos besitzt und einen Universitäts-PC für seine kranken Vorlieben nutzt. Nach einem kurzen Blick in „dreddys“ Computer (jeder kann über das Internet anderen Usern bestimmte Teile oder auch den gesamten Inhalt seiner Festplatte zugänglich machen) ist klar, dass er kein harmloser Student ist, sondern eine umfangreiche Kinderporno-Sammlung sein Eigen nennt. Nach einigen virtuellen Treffen in „W0nderland“ macht mir Angelo (mittlerweile kenne ich den Vornamen des Stundenten) ein verlockendes Angebot:

„Ich fahre häufiger nach Tschechien und habe dort Sex mit Kindern. Das ist ganz einfach. Natürlich drehe ich selbst auch Videos dabei!“, prahlt er. Sein Kontaktmann warte immer in einer Pizzeria am Grenzübergang Kleinhaugsdorf, von dort gehe es in *„eine Privatwohnung in Tschechien, wo dann alles stattfindet“*. Eine durchaus konventionelle Vorgehensweise, wie die Taten des Kinderschleppers Jiri K. beweisen (vgl. nachfolgendes Kapitel).

Wäre nachweisbar, dass der angehende Techniker wirklich selbst Kinder schändet und Videos herstellt, wäre er der ganz große Fang! Um noch mehr Vertrauen zu schaffen, verabreden wir einen Treffpunkt, um nach Kinderpornos im Internet auch Videokassetten in der „realen Welt“ zu tauschen. Der belebte Schwedenplatz in Wien erscheint mir als ideale Location für ein erstes Kennenlernen. Der Platz ist übersichtlich; dies wird später bei der Identifizierung von „dreddy“ eine wichtige Rolle spielen.

Noch immer kann ich nicht glauben, dass es so leicht sein soll, an Kinder heranzukommen, um Sexspiele zu veranstalten. Allerdings ist es für mich schon lange kein Geheimnis mehr, dass Pädophile alles tun, um an die Objekte ihrer Begierde zu kommen. Egal ob sie Videos, digitale Fotos oder den direkten Kontakt zu den Kindern suchen. Ihre Gier lässt die Täter Fehler machen. Erst dadurch bringen sie Fahnder oder Journalisten auf ihre Fährte!

Ich bin nicht sicher, ob das Treffen klappt. Es ist das erste Mal, dass ich jemandem aus einem Kinderporno-Chatroom persönlich gegenüberstehe. Zudem ist der Videotausch mit Angelo ein rechtlicher „Blindflug". Zu absurd erscheinen mir seine Angaben, um schon jetzt die Wiener Behörden einzuschalten. Nach dem ersten Treffen, das keine zehn Minuten dauert, bestätigen sich viele meiner Vermutungen. „dreddys" wirklicher Name ist Angelo I., er ist Student der Technischen Universität in Wien mit Wohnsitz im Bezirk Floridsdorf. Er besitzt Kinderpornos der besten technischen Qualität, die erst vor kurzem produziert wurden. Nachdem „dreddy" mir ein 90 Minuten langes Video übergeben hat, scheint es mir an der Zeit, die Polizei zu informieren.

Am Wiener Schottenring, dem Sitz der zuständigen Polizeiabteilung, ist man ahnungslos. An technischem Equipment stehen den ersten österreichischen Cybercops vor allem die Geräte zur Verfügung, die sie im Zuge ihrer Amtshandlungen beschlagnahmen. Ansonsten fehlt das Geld für die Anschaffung dringend notwendiger Ausrüstung. Deshalb überrascht es mich nicht besonders, dass die Beamten keine Ahnung davon haben, was der IRC, also die Plattform der privaten Chatrooms, ist. Und ob Computerdaten – Nullen und Einsen – als Beweismaterial bei österreichischen Gerichten zugelassen sind, war damals noch nicht eindeutig entschieden. Zwar wird die Existenz von „W0nderland" in meiner Zeugenaussage festgehalten, Schritte gegen die Täter können die Wiener Polizisten jedoch nicht einleiten, was bedeutet, dass meine Angaben jahrelang in irgendwelchen Schubladen verstauben werden! Stattdessen konzentrieren wir uns auf den Studenten Angelo I.

Ich vereinbare mit den Beamten, mich mit „dreddy" ein zweites Mal zu treffen und wieder ein Video mit ihm zu tauschen. Erst nach dieser Videoübergabe, dieses Mal quasi vor den Augen der Beamten, und nach Durchsicht der Kassette wollen die Ermittler mit einer Hausdurchsuchung zuschlagen.
Wieder im Internet, wieder im Chatroom „W0nderland". Ich möchte

noch einen Schritt weiter gehen und Angelo dazu bringen, dass er seinen Vorschlag, zwei minderjährige Mädchen aus Tschechien samt ihrem Zuhälter in ein Wiener Hotel zu bringen, wahr macht. Die Hotelkosten und die Gage der Mädchen übernehme ich, schlage ich vor. Doch schnell stellt sich heraus, dass Angelo ein Angeber ist. Keine seiner Angaben über einen tschechischen Kinderhändler lässt sich überprüfen. Auch sei es schwer, die Mädchen nach Wien zu bringen, behauptet er. Angelo drückt sich vor der Erfüllung seiner Versprechen. Doch allein die Tatsache, dass er Kinderpornos besitzt und sie weitergibt, reicht später zu seiner Verurteilung.

Dabei war die Aktion in einem Wiener Stundenhotel bereits generalstabsmäßig geplant. Zwei Zimmer würden wir buchen, beide mit versteckten Kameras und Mikrofonen ausstattet. Nachdem der Kinderhändler seine menschliche Ware abgeliefert und Angelo in seinem Hotelzimmer eines der Mädchen angefasst hätte, sollte die Falle zuschnappen. Journalistenträume, zugegeben.

Im Vertrauen klagt mir der nach jungen Mädchen winselnde Angelo seinen größten Kummer und gestattet einen Einblick in seine verdrehte Gefühlswelt: *„Ich habe Probleme mit meiner Freundin. Sie ist jetzt 16 und mir zu alt. Ich brauche dringend eine neue, eine jüngere.“* Er kenne sie zwar bereits ein paar Jahre, erzählt er weiter, doch sie sehe inzwischen bereits aus wie eine Frau ...

Für die zweite Videoübergabe vereinbaren wir wieder den Schwedenplatz, nur dass ich dieses Mal nicht alleine bin: Vier Zivilbeamten haben den Platz im Auge und alle U-Bahn-Stationen unter Kontrolle. Zuvor war es gelungen, Angelos Identität, seinen vollen Namen und seine Adresse aufzudecken. Sollte sie sich mit meinen vorangegangenen Recherchen (ein Passfoto aus dem Polizeiarchiv steht zur Verfügung) decken, würde man nicht sofort zuschlagen. Um die Aktion zu dokumentieren, ist „Krone“-Fotograf Andi Schiel dabei. Er verschanzt sich hinter einer Hausecke, zwei Kameras mit starken Teleobjektiven jederzeit schussbereit.

Pünktlich erscheint Angelo. Er ist pummelig und hat fettige, kurze Haare. Er ist keine auffällige, aber dennoch unsympathische Erscheinung. Angelo I. und ich tauschen Videos. Von mir bekommt er eine leere Videokassette, ich hingegen erhalte einen harten Kinderporno von mehrstündiger Dauer. Die Polizeibeamten verhalten sich ruhig, denn sie konnten die Identität I.s bestätigen und warten ab. Erst Tage später wird der Student ungebetenen Besuch bekommen. Polizisten durchsuchen seine

Wohnung und finden Kinderpornos. Leider besitzt I. keinen Privat-Computer und verwendet ausschließlich öffentliche Terminals der Technischen Universität. So ist die Beweislage sehr dünn ...

Am 25. Juni 1999 um 11.00 Uhr beginnt im Saal VI des Bezirksgerichts Floridsdorf in Wien die Verhandlung gegen Angelo I., angeklagt nach § 207a/1, Z.2 des österreichischen Strafgesetzbuchs – Handel mit Kinderpornos. Im Gerichtssaal trägt I. Jeans und ein knallbuntes Hawaiihemd. Er wirkt aufgeschwemmt und fett. Er würdigt weder Richter noch die Staatsanwältin noch mich eines Blickes. Natürlich muss ich aussagen, dass ich I. aus einem Kinderporno-Chatroom kenne und mit ihm Kinderpornos getauscht habe. Die Staatsanwältin meint: *„Sie wissen, dass ich Sie jetzt auch anzeigen muss?"* Doch das stört mich nicht, denn ohne meine Aussage wäre I. nie gefasst worden. Das wollte ich verhindern. Der Richter verurteilt I. zu einer unbedingten Haftstrafe von mehreren Monaten. Nur wenige Tage später wird das Verfahren gegen mich wegen Besitzes von Kinderpornografie von der Staatsanwaltschaft Wien ohne weitere Ermittlungen eingestellt. Angelo I. ist seither nicht mehr als Kinderpornograf aufgefallen. Dass er seinen pädophilen Neigungen weiterhin nachgeht, ist jedoch sehr wahrscheinlich.

Mittlerweile wird auch in Österreich – zumindest in Einzelfällen – hart durchgegriffen, wie ein Urteil Anfang September 2002 beweist. Wegen des Besitzes von Kinderpornos verurteilte der Wiener Richter Johannes Jilke einen 38-jährigen Wiener zu neun Monaten Haft, davon drei Monate unbedingt. *„Wenn es darum geht, dass weltweit Kinder darunter* (Anm.: Kindesmissbrauch) *leiden, gibt es keine kleinen Rädchen. Gäbe es Leute wie Sie* (Anm.: Kinderporno-Konsumenten) *nicht, würde die Szene zusammenbrechen."* Ein wichtiger Ansatz bei der Bekämpfung der Herstellung von Kinderpornografie!

„Die Gesellschaft wird zur Kenntnis nehmen müssen, dass es zu viele von uns gibt, die sie versuchen zu unterdrücken. Ärzte, Rechtsanwälte, Politiker, Wissenschaftler. Wir sind überall. Es kann dein bester Freund sein, dein Lehrer, ein Polizeichef, jeder, den du kennst! Und jetzt wird es Zeit, diese Realität zu erkennen."

„AbsolutelyCorrect", Chatroom-Besucher

Kommissar Zufall ist nicht immer ausschließlich für Behörden und Polizisten ein rettender Helfer, sondern auch für Journalisten. Um die miesen Geschäfte von Jiri K., einem gebürtigen Tschechoslowaken mit österreichischer Staatsbürgerschaft, aufzudecken, bedurfte es eines „Zund" – eines Tipps – aus der Wiener Porno-Szene.

Monatelang war ich Besucher einer der ersten großen Porno-Videotheken Wiens. Aufgefallen war mir der Laden durch seine große Auswahl an damals verbotenen Pornovideos – Gewalt, Lesben- und Schwulen-Pornos, Filme mit Tieren als hilflose Nebendarsteller sowie Lolita- und Babystrich-Videos. Bingo: Vor allem am Ende der üblicherweise nicht bedenklichen „Babystrich"-Filme aus deutscher Produktion ist auch der eine oder andere Kinderporno zu sehen. Zur Rede gestellt, entpuppt sich der angeblich ahnungslose Besitzer der Porno-Videothek als wichtiger Informant.

Er ist es, der mich auf eine Wortanzeige in der österreichischen Zeitschrift „Wiener" hinweist. Fotomodels aus Tschechien bietet ein gewisser „Star Club Vienna" an – hauptsächlich fünf bis 16 Jahre alte Mädchen, die auch für Aktfotos zur Verfügung stehen. Als Kontaktadresse dient ein Postfach in Wien.

Schriftlich trete ich mit dem Anbieter der Kinder-Nacktmodels in Kontakt. Ich gebe vor, mich ausschließlich für junge Mädchen zu interessieren, die sich auch ausziehen. Ich hätte gerne ein paar Fotos von seinen Modellen und freue mich auf eine gute Zusammenarbeit, schreibe ich. Denn, so stelle ich ihm in Aussicht, ich würde Magazine mit Nacktfotos von Kindern produzieren. Für die Zukunft sei auch die Produktion von Softpornovideos mit Kindern angedacht. Die Falle ist gestellt – Jiri K. wird hineintappen ...

Nur wenige Tage nach meinem ersten Lockschreiben erhalte ich etliche Farbkopien von Fotos von Mädchen im Alter von vier oder zwölf Jahren, andere sind „schon" über 14. Im Begleitschreiben vermerkt Jiri K., der sich mit vollem Namen als Manager des „Star Club Vienna" zu erkennen gibt, ausdrücklich, dass die meisten Mädchen Nacktaufnahmen bereit sind. Sie hätten dies schon oft getan ...

Ich biete die Story der TV-Sendung „Polizeireport Deutschland" an, die der mittlerweile eingestellte Privatsender „Tele 5" produzierte. Dies war eine der ersten Reality-Sendungen, in denen Reporter Polizisten bei ihrer Arbeit begleiten und selbst Kriminalfälle aufdecken. Der Fall gewinnt für mich an Priorität: Dies wäre meine erste Arbeit für das deutsche Fernsehen – ein großer Schritt für einen jungen, freien Journalisten aus Wien! Schließlich ist das mein Job: Interessante Themen zu finden, sie zu recherchieren und zu verkaufen.

Ich treffe mich mit dem Kindervermittler Jiri vor einer bekannten Diskothek in Wien. Kurz davor fällt mir auf, dass hinter der Windschutzscheibe meines Autos ein Presseschild liegt. Peinlich, denke ich und lasse es hastig unter dem Sitz verschwinden. Gerade noch rechtzeitig, denn Jiri K. erscheint pünktlich zur Vorbereitung unseres pikanten Geschäfts. Der Mann ist etwa 35 Jahre alt, billig gekleidet und hat gelocktes, schulterlanges, fettiges Haar. Wie im Krimi trägt er selbstverständlich eine Sonnenbrille.

Hastig übergibt er mir einen großformatigen Umschlag, dessen Inhalt er stolz anpreist: *„Das sind meine besten Models!"* Genauso schnell wie K. zum Treffpunkt erschien, ist der erste Kontakt zu dem Mann wieder vorbei. Was mir Jiri K. anbietet, ist im Grunde unglaublich: Mehr als 30 Fotos von Mädchen hat er mir übergeben, Mädchen in Badeanzügen, oben und unten ohne. Jedes Bild ist mit dem Namen des Mädchens, ihrem Alter, ihren Maßen sowie dem Vermerk „macht auch Aktaufnahmen" versehen. Später wird der Kommentar im TV-Beitrag lauten: „Es sind Bilder, die Lust auf mehr machen sollen!"

Mit dem Kollegen von „Polizeireport Hamburg" vereinbare ich, zwei 13-jährige Mädchen – Anja und Katja, die wir schon aus Jiri K.s „Katalog" oben ohne kennen – für Fotoaufnahmen nach Wien zu bestellen.

Der Termin ist verabredet. Wir mieten ein Studio in Wien-Neubau und nennen es augenzwinkernd „Blow Up". Auf der gegenüberliegenden Straßenseite warten versteckt in einem Kombi ein Kamerateam und ein

Fotograf, die das Eintreffen des Mädchenvermittlers festhalten sollen. Da wir unter anderem etliche Mikrofone und eine Kamera im Studio versteckt haben, ist das Risiko, entdeckt zu werden, sehr groß. Draußen schleicht ein dunkel gekleideter Mann herum – Grund genug, dass ich meinen Vater, einen pensionierten Polizisten, um Schützenhilfe bitte. Wie angespannt die Situation ist, verrät unser Zigarettenkonsum: In den zwei Stunden, die die gesamte Aktion dauert, verrauchen wir zu viert eine ganze Stange Marlboro!
Unser „unverdecktes" Team besteht aus der Wiener Fotografin Petra R., meinem Kollegen Manfred Sch. sowie dem Chefreporter des „Polizeireport Deutschland" und mir. Pünktlich um 14.00 Uhr steht Jiri K. mit seinen Models Anja, Katja und einer weiteren jungen Frau in der Wiener Burggasse und klingelt bei unserem „Blow Up"-Studio. Während wir uns knapp begrüßen, schwitzen zwei Techniker in einer Abstellkammer. Sie betreuen die verstecken Mikrofone und könnten leicht entdeckt werden. Doch der Kindervermittler kommt alleine – ein Glück!

Welche Art Fotos wir machen wollen, steht rasch fest: ausschließlich Nacktfotos, keine Pornos. Auch wir Journalisten können nicht jenseits der Gesetze operieren, was leider später vor Gericht eine bedauerliche Rolle spielen wird. Wir wollen Anja und Katja in sexy Posen erst angezogen, dann nackt und am Ende gemeinsam vor der Kamera fotografieren und filmen. Die Andeutung, dass die beiden Teenager auch miteinander „spielen" würden (darunter verstehen wir lesbischen Sex), übergehen wir. Jiri K. erlaubt in seiner Gier auf Folgegeschäfte sogar den Einsatz einer Profi-TV-Kamera, denn in Zukunft wollen wir ja auch Videos produzieren. Die junge Frau, die er mitgebracht hat, fungiert als Dolmetscherin und übersetzt den Kindern die normalerweise perversen Wünsche ihrer Kunden. Später, als Jiri K. nicht im Zimmer ist, verrät sie: *„Viele Kunden wollen Sex mit den Kindern!"*

Vor der Kamera agieren beide Mädchen wie Profis - kalt, mit versteinerter Miene, keinerlei Emotion im Blick. Wir haben den Eindruck, dass die Mädchen nicht zum ersten Mal nackt vor der Kamera stehen. Und: Sie stehen für einen Aufpreis garantiert für „mehr" zur Verfügung. Harter Sex mit oder ohne Kamera – Indizien dafür wird Jahre später ein anderes Journalistenteam finden.

Jiri K. hat als Utensilien der besonderen Art einen Plastiksack mit Unterwäsche und Reizwäsche mitgebracht. *„Nur zur Sicherheit"*, meint er. Was er genau damit meint, ist uns nicht klar. Während die Fotoaufnahmen über die Bühne gehen, spreche ich mit Jiri über das Geschäft. Er könne sogar ein Mädchen anbieten, das *„vor der Kamera bumst"*. Ihren Freund könne man als männlichen Darsteller dazubuchen. Der Mann entpuppt sich als skrupelloser Zyniker. *„Zu Hause gibt es wenig zu essen"*, sagt er, *„deshalb sind die Mädchen vor der Kamera ein bisschen schlapp."* Viele Familien jenseits der tschechischen Grenze sind darauf angewiesen, dass sich ihre Töchter vor der Kamera ausziehen und Geld nach Hause bringen. Für K., so behauptet er, bleibe nur eine geringe Provision. Wer's glaubt!

Da alles so reibungslos über die Bühne geht, werde ich dreist. Ich verlange eine Rechnung, die eigentlich niemals Teil eines solchen Geschäfts ist. Jiri K. stellt auf einem leeren Blatt Papier eine offizielle Rechnung aus. Mit Adresse (Star Club, Wien), Datum und dem Text *„Zwei Mädchen für Fotoaufnahmen inklusive Spesen und 20% Mehrwertsteuer"*. Ich blättere 3000 Schilling (ca. 220 Euro) in kleinen Scheinen auf den Tisch, damit die Kamera auch das perfekt dokumentieren kann. Jiri K. unterschreibt mit seinem vollem Namen und fügt hinzu: *„Betrag dankend am heutigen Tage erhalten."*

Die Frechheit eines Täters wie Jiri K. ist auch heute noch bei pädophilen Tätern weit verbreitet. Ein Hinweis darauf, dass sich Täter, Produzenten oder Sex-Kunden von Kindern um ihre Entdeckung keine Sorgen machen. Zudem lässt die Gier die Kinderschänder unvorsichtig werden: Den pervertierten Sexualgelüsten wird die eigene Sicherheit geopfert.

Als die Foto-Session vorbei ist, sind nicht nur wir, sondern auch die beiden Mädchen sichtlich erleichtert. Der „Job" war einfach, und wir waren nett zu ihnen. Bei anderen Kunden läuft das Geschäft anders. Einige Jahre später, als die österreichische Zeitschrift „News" Jiri K. zum zweiten Mal als Kindervermittler enttarnt, sollen drei Mädchen von „Sexwochenenden in einem Wiener Nobelhotel, die gefilmt wurden" berichtet haben ...

Am Abend desselben Tages, als Jiri K. und die Kinder bereits wieder in der damaligen Tschechoslowakei sind, führen wir ein Interview mit einem hohen Beamten des österreichischen Justizministeriums und konstruieren für den Juristen unsere Erlebnisse des Nachmittags als fiktiven Fall. *„So etwas ist zum einen in Österreich gar nicht denkbar, zum anderen kann man das als Journalist auch gar nicht machen, da die Behörden niemals mitspielen würden"*, lässt er uns wissen. Eine halbe Stunde lang plaudern wir, wobei weder die Opfer noch deren Schutz jemals zur Sprache kommen. Stattdessen diskutieren wir darüber, weshalb der Besitz von Kinderpornos in Österreich (im Gegensatz zu Deutschland) noch nicht verboten ist. Die Antwort spricht für sich und ist für alle Beteiligten das Ende dieses sinnlosen Interviews: *„Kinderpornografie zu verbieten, wäre demokratiepolitisch bedenklich und würde gegen die Meinungsfreiheit verstoßen."* Und zu FKK- und Nacktbildern von Kindern meinte Dr. L., der damalige Sprecher des Justizministeriums: *„Wenn wir das verbieten, müssen wir den Vater, der ein Foto von seinem nackten Baby auf dem Schreibtisch stehen hat, auch verhaften."*

Der Hintergrund dieser ungeheuerlichen Aussage: In Österreich war zu diesem Zeitpunkt ein Pornografiegesetz aus dem Jahre 1951 (!) in Kraft, das zwar den Handel mit Darstellungen von gleichgeschlechtlichem Sex, Sex mit Tieren und Kindern und deren Produktion verboten hatte, den Besitz von Kinderpornografie allerdings straffrei stellte! Schon damals war dieses Gesetz antiquiert. Es sollte zwei weitere, für Opfer unerträglich lange Jahre dauern, bis das österreichische Pornografiegesetz 1994 geändert wurde. Seither wird der Besitz von Kinderpornos mit bis zu sechs Monaten Haft bestraft.

Nachdem das Treiben von Jiri K. enttarnt und der „Polizeireport Deutschland"-Beitrag über den Äther gegangen war, war die Entrüstung groß. Monate später, als Jiri K. vor Gericht antreten musste, hatte sich die Aufregung längst wieder gelegt. Kein einziger Gerichtsreporter war erschienen. Jiri K. wurde schließlich freigesprochen, denn außer einem „Drehbuch für einen Kinderporno" wurden bei der Durchsuchung seiner Wohnung in Wien-Ottakring lediglich „künstlerische Fotos von nackten jungen Mädchen" gefunden. Der Richter: *„Das* (Anm.: K.s Fotos) *ist eine Sauerei und wird eingezogen."* Der Richter zu mir: *„Und das nächste Mal machen Sie Ihren Job besser. Das sind keine Beweise!"* Was für ein Unsinn! Für die „Beschaffung von Beweisen" wäre nötig gewesen, jüngere Mädchen zu buchen, sie zu missbrauchen und als Beweis zu filmen oder zu fotografieren. Ein schlechter Scherz!

Diese Geschichte habe ich vor und nach den Dreharbeiten auch österreichischen Medien angeboten. Doch kein Medium hatte damals die Courage, sich mit diesem „ungustiösen" Thema (Zitat eines Chefredakteurs) zu beschäftigen. „Das interessiert doch keinen", war die einhellige Meinung. „Zu heiß", kommentierte das österreichische Fernsehen die Story.

Zwei Jahre, nachdem unser Team Jiri K. enttarnt hatte, deckten Reporter der Wochenzeitschrift „News“ seine Geschäfte nochmals auf. Das Magazin fotografierte drei von Jiris Mädchen in der slowakischen Stadt Bratislava und schockierte die Öffentlichkeit mit Details. Jiri war seit unserer Falle noch dreister und professioneller geworden. Er hatte angefangen, Mädchen im Laufe der Zeit von harmlosen Nacktfotos durch verschiedenste „Jobs“ zu immer härteren Posen zu (ver-)führen und schulte so den Nachwuchs für Kinderpornografen. Sogar zum Sex mit den jungen Mädchen sei es, so das Wochenmagazin, regelmäßig gekommen.

Kinderschlepper Jiri K. wurde wieder nicht verurteilt, da erneut hieb- und stichfeste Beweise fehlten. Allerdings hatte er, so grinsen Beamte, „eine angenehme, sechsmonatige Untersuchungshaft!“ (Zum Verständnis: Kinderschänder und -pornografen gelten in jeder Gefängnishierarchie als der unterste Bodensatz und werden entsprechend behandelt. Später besaß Jiri K. sogar die Frechheit, den „News“-Reporter, der die Geschichte aufgedeckt hatte, wegen Rufschädigung zu klagen, da sein voller Name in Artikeln im Zusammenhang mit Kindersex abgedruckt worden war. Die beklagte Zeitschrift hat sich Gerüchten zufolge mit Jiri K. verglichen und *„einen Betrag nahe der Millionen-Schilling-Grenze“* bezahlt – so wurde K. nicht nur niemals für seine Umtriebe bestraft, sondern kassierte auch noch angeblich rund 65.000 Euro, weil er in dem Magazin als Kinderschlepper, Kinderzuhälter und Kinderpornograf bezeichnet worden war.

Laut Gerüchten aus der österreichischen Pädophilenszene ist Jiri K. heute noch „dick im Geschäft“ und hat sich mittlerweile zu einer Zentralfigur in der homosexuellen Szene entwickelt. Er soll im Umfeld eines großen Wiener Bahnhofs Buben an zahlungskräftige Kundschaft vermitteln. Trotz weiterer Recherchen konnte dieser Verdacht bislang nicht erhärtet werden. Für ihn gilt die Unschuldsvermutung.

„Vor drei Tagen habe ich herausgefunden, dass meine Tochter ihrer Mutter, meiner Ex-Frau, erzählt hat, ich würde sie missbrauchen. Zwischen meiner Tochter und mir existierte immer ein starkes Band. Meine Tochter liebt ihren Freund so sehr, dass sie ihm von uns erzählt hat. (...) Er hat die Polizei angerufen und ihnen alles erzählt. Mein kleines Mädchen hat für mich gelogen, aber er hat nicht locker gelassen. Beim nächsten Polizeiverhör hat sie ausgepackt. Ich warte jede Sekunde auf die Cops, das wissen auch meine beiden Söhne. Ich werde meine Kinder wohl nie wieder sehen. Ich bin ein lebender Toter. Lernt aus meinen Fehlern. Wenn ich ins Gefängnis muss, dann werde ich mich wahrscheinlich umbringen ..."

Internet-User „Soulless"

Drei Kapitel, drei völlig verschiedene Fälle, drei Methoden. Zeit, eine erste Zwischenbilanz des „ersten Sprints" quer durch die Methoden von Kinderpornografen, Polizisten und Journalisten zu ziehen.

Beim Fall Marion konnte ich zum ersten und einzigen Mal aktiv mithelfen, ein Kind zu befreien, das vergewaltigt und dabei fotografiert bzw. gefilmt worden war. Dabei konnte ich mich auf die passive Recherche beschränken. In keiner Phase hatte ich direkten Kontakt zum Täter oder zum Opfer.

Im Fall von Angelo, dem Wiener Studenten, war das anders. Erst durch den persönlichen Kontakt war es möglich, Beweise für seine sexuellen Neigungen und die damit verbundenen Straftaten zu sammeln. Darüber hinaus machte die Unbedarftheit der österreichischen Behörden, vor allem jedoch das Fehlen jeglicher Gesetzesgrundlage zur Verfolgung und Bestrafung von Cybercrimes, einen „handfesten" Beweis wie z.B. eine Videokassette nötig. Zu diesem Zeitpunkt herrschte absolute Rechtsunsicherheit, ob elektronisches Datenmaterial, das ja im Prinzip nur aus den Zahlen 0 (Null) und 1 (Eins) besteht, als Beweis vor Gericht überhaupt zugelassen ist. Durch diese mangelnde Grundlage und der daraus resultierenden Machtlosigkeit der Polizei konnte das Treiben von Angelo I. nie vollständig durchleuchtet werden.

Jiri K. ging noch vor der flächendeckenden Verbreitung des Internet in die Falle. Er hatte sich des klassischen Mittels der Zeitungs- bzw. Zeitschriftenannonce bedient, um zahlungskräftige Klientel zu ködern, die an Nacktfotos junger Mädchen interessiert ist. Das dürfte auch heute noch so sein. Eine persönliche, direkte Beteiligung war notwendig, um eine Grundlage zur Strafverfolgung zu schaffen. Dennoch ließ das von uns gelieferte Beweismaterial eine Verurteilung von K. nicht zu. Frustrierend genug ist die Tatsache, dass es niemals möglich sein wird, einen Täter seiner Sorte zu überführen, ohne unmittelbar an sexuellen Handlungen mit oder durch Kinder beteiligt zu sein. Wo bei der Drogenfahndung der „agent provocateur", also der verdeckte Kauf und Verkauf von Drogen, erlaubt ist, kann eine Kinderschändung niemals eine Fahndungsgrundlage darstellen. Hier erreichen die Gesellschaft und ihre Kontrollinstanzen ihre moralischen Grenzen. Es gilt, alternative Wege zu beschreiten. Eine Brandmarkung der Täter und ihrer Taten kann dabei ein erster wichtiger Schritt sein.

Das Internet bietet Tätern unendlich viele Möglichkeiten, sich zu verstecken. Dennoch gibt es heute Mittel, beinahe jede Tarnung zu überlisten. Beweismittel sind mit Hilfe des Computers ebenfalls leicht(er) zu beschaffen. Niemand muss ein Könner am PC sein, um Kinderpornograf zu werden oder um Kinderpornografen zu enttarnen. Die ersten Schritte sind schnell erlernt ...

„Kinderpornos sind schwer zu finden, und es gibt nur eine Hand voll Konsumenten" – bis vor wenigen Jahren hielt sich dieses Gerücht hartnäckig. Wenn Behörden heute von mehreren hunderttausend Konsumenten und Kinderschändern sprechen, erledigt sich jedoch dieses „wichtige Argument" gegen eine härtere Gangart gegen die Täter. Philip Jenkins, Professor an der University of Pennsylvania und Autor des Buches „Beyond Tolerance – Child Pornography On The Internet", gibt zu: *„Obwohl Kinderschutzaktivisten immer das Gegenteil behauptet haben, dachte ich, Kinderpornos seien im Internet genauso schwierig zu finden wie vor zwanzig Jahren in Sex-Shops. Ich habe mich geirrt! Es gibt eine substanzielle Präsenz von Material, dessen Inhalt sich kaum jemand von uns vorstellen kann ..."*

Wer sich der Aufgabe stellt, sich mit Kinderpornografie – aber auch mit anderen Kriminalitätsformen – im Internet zu beschäftigen, benötigt vor allem einen so genannten Newsaccount, der alle Newsgroups unzensiert anbietet. Newsgroups sind so etwas wie riesige internationale Schwarze Bretter, an denen jeder (anonym oder nicht) Nachrichten veröffentlichen kann. Texte, Bilder, Musik oder Videos werden als Anlage mitgeschickt.

Jeder kann dort veröffentlichen („posten“), nachlesen und Dateien „downloaden“. Dadurch sind Newsgroups der ideale Tummelplatz für Kriminelle. Mittlerweile sind in den meisten Staaten der EU sämtliche Newsgroups mit illegalen Inhalten (Kinderpornografie, Rechtsradikalismus, Rassismus) von den Internet-Anbietern selbst gesperrt und daher für die interessierte Klientel nicht mehr greifbar. Dies kann mit nur wenigen Programmzeilen geändert werden.
In Österreich konnte ich verhindern, dass ein Internet Service Provider (ISP), der zahlreiche Schulen mit Internet-Zugängen versorgte, Newsgroups mit Kinderpornos transportiert. Erst durch massiven Druck des österreichischen Unterrichtsministeriums nahm der Internet-Anbieter schließlich einschlägige Diskussionsgruppen aus seinem Angebot. Es hatte nur einige Programmzeilen und damit wenige Minuten Arbeitszeit erfordert, um diesen wichtigen Kanal zur Verbreitung von Kinderpornos in Österreich zu schließen.

Während Newsgroups zunehmend zur wichtigsten Verbreitungsplattform von illegalen Inhalten im Internet wurden, wuchs das Problembewusstsein in vielen Ländern. Internet-Betreiber nahmen überall einschlägige Gruppen aus ihrem Angebot, aber kluge Gehirne lieferten innerhalb kürzester Zeit eine perfekte, völlig legale Lösung des Problems. Denn es lockten große Gewinne mit einer genialen Idee: Das Newsserver-Geschäft steht unter dem Schutz der Verfassung der Vereinigten Staaten von Amerika, die Daten „lagern“ auf amerikanischen Servern! Kinderpornografen nutzen seit Jahren dieses Schlupfloch, das eigentlich zum Schutz der Demokratie und der Meinungsfreiheit geschaffen wurde. Bereits in den Kindertagen des Internet sind Kinderpornografen in diesen geschützten Bereich vorgedrungen, zumeist ohne das Wissen der Betreiber. Heute wird allerdings für illegale Inhalte, die über Newsserver transportiert werden, sogar Werbung gemacht!

Unter dem Mantel „Freedom Of Speech“ (vgl. gleichnamiges Kapitel) macht sich in den USA niemand strafbar, der eine Plattform zur Kommunikation anbietet. Welche Themen behandelt werden, kann dem Anbieter egal sein, Hauptsache, er kassiert. Im Normalfall verlangen Anbieter von Newsservern für die Nutzung ihrer Geräte, Software und Dienstleistungen maximal 15 US- Dollar pro Monat.

In den vergangenen Jahren hat die Anzahl von geposteten Nacktaufnahmen kleiner Mädchen in den Newsgroups enorm zugenommen. Vor allem die Internet-Seiten mit „legalen Kinderpornos“ (Fotos, die nicht die Geschlechtsteile in den Vordergrund rücken und keine sexuellen Handlungen an Unmündigen durch sich selbst oder durch andere zeigen, vgl. Kapitel „Legale Kinderpornografie“) tragen dazu bei, dass täglich bis zu 5000 (!) neue Bild- und Videodateien neu hinzukommen. Eine riesige Produktionsmaschinerie, beheimatet vor allem in den Staaten des ehemaligen Ostblocks, ist angelaufen. Es gibt keine Schätzung über die Dunkelziffer all jener Bilder und Videos, die in „versteckten“ – und damit für Fahnder nicht auffindbaren – Bereichen des Internet kursieren. Obwohl ich immer wieder versucht habe, den Überblick über die gesamte Szene zu behalten, musste ich vor einigen Monaten kapitulieren. Innerhalb von nur zweieinhalb Jahren wuchs die Anzahl kommerzieller Seiten, die nach österreichischem und deutschem Gesetz legale Nacktbilder von Buben und Mädchen anbieten, auf rund 170 bis 200 Sites, vermutlich jedoch wesentlich mehr. Es sind gerade die Fotos jener Produzenten, die auch in den Newsgroups über Jahre hinweg verbreitet werden.

Wer sich ausschließlich in Newsgroups und auf den Seiten des www bewegt, kommt mit den Tätern nicht in direkten Kontakt. Allerdings werden vor allem in Chatrooms die (Tausch-)Geschäfte der besonderen Art in großem Stil angebahnt – hier sitzen die wahren Kaliber der Pädophilenszene. Wer einmal bewiesen hat, dass er ein ernst zu nehmender Sammler und Besitzer tausender Kinderpornos ist, findet schnell Gleichgesinnte. Die Gesetzgebung in den meisten europäischen Staaten behindert die Verfolgung von Straftaten in Chatrooms, denn im Gegensatz zur Drogenfahndung darf kein Cybercop einen anderen User zu einer Straftat wie dem Tauschen von Kinderpornos auffordern. Allein die Annäherung an potenzielle Straftäter wird so wesentlich erschwert!

Noch immer geben sich viele Menschen der Illusion hin, das Internet sei sicher, und von staatlicher und privater Seite würde genügend gegen Cybercrimes jeder Art unternommen. Heute allerdings braucht man kein Experte, Programmierer oder Hacker mehr zu sein, der einen Computer im Schlaf auseinander- und wieder zusammenbauen kann. Es genügen Grundkenntnisse, um im Sumpf des Datenmeers ein großer Fisch unter den Kriminellen zu werden. Gesetzeslücken machen dies möglich. Je größer die Rolle des Internet, E-Mail und anderen digitalen Medien im Alltag wird, desto mehr verlagert sich das Verbrechen aus der realen Welt in die virtuelle. Die Auswirkungen hingegen bleiben keine PC-Illusion: Opfer und Geschädigte werden im Alltag die Folgen tragen müssen; sie sind nicht mit dem Herunterfahren des Computers oder der Festplatte gelöscht ...

> „Denkt nur einmal an alle Pedos (Anm.: Pädophile), die wir hier nie gesehen haben und die keinen Zugang zum Internet haben und nicht einmal Computer besitzen. Da sind Millionen von uns da draußen!".
>
> **BBS-Poster „we" (Anm.: BBS = Bulletin Board)**

Im Grunde kann man gegen „normale" Nacktfotos von Kindern nach internationaler Rechtslage beinahe nichts unternehmen. Ab und zu wird es jedoch trotzdem interessant, wenn es um auf den ersten Blick „harmloses" und damit legales Bild- und Videomaterial geht, auf das man beim ziellosen Surfen stößt.

Zufällig entdecke ich ein Bild in einer Newsgroup. Unter Angabe einer anonymen E-Mail-Adresse werden FKK-Videos aus Kroatien angeboten. Zur Verdeutlichung seiner Absichten fügt der Filmer einige Standbilder seiner Machwerke an. „Garp27", so der Name des Anbieters, ist ein Einzeltäter. Über meinen Hotmail-Account nehme ich Kontakt zu ihm auf – ich möchte Videos bestellen, zuvor aber die Bedingungen für Bestellung, Bezahlung und Versand wissen. Oberste Direktive in diesem Geschäft ist Vertrauen, denn schließlich kann sich hinter jedem Verkäufer oder Kunden eine Falle verbergen. Doch immer wieder verleitet die Gier nach Profit oder nach neuen Bildern die Täter zu Fehlern.

Der Erstkontakt ist erstaunlich leicht hergestellt: „Garp27" antwortet prompt auf meine E-Mail. Er will 100 US-Dollar für ein 90-Minuten-Band, cash vorab. Wir einigen uns auf einen reduzierten Paketpreis für zwei Kassetten, und ich bezahle 280 DM (140 Euro). Das Geld schicke ich, wie bei der Abwicklung derartiger Geschäfte üblich, bar postlagernd in eine deutsche Kleinstadt. Natürlich ist damit ein gewisses Risiko verbunden, einem Betrüger aufzusitzen. Roland H. mit Anschrift im deutschen Rheinfelden scheint jedoch vertrauenswürdig und verspricht gute Ware. Sein Name und seine Adresse stimmen, wie er mir versichert. „Garp27" beginnt, mir zu vertrauen. Als ich mich als Österreicher oute, kommunizieren wir auf Deutsch.

Beim Versand seiner Ware ist Roland vorsichtig. Eigentlich verschicke er sie nur zerlegt, sprich Plastikteile und das Videoband in zwei gesonderten Paketen, damit sie bei einer Zufallskontrolle beim Zoll nicht auffallen. Trotzdem gelingt es mir, Roland zu überreden, mir unzerlegte Videos zu senden. Wozu sind wir schließlich in der Europäischen Gemeinschaft, argumentiere ich. Roland H. steigt darauf ein. Als Empfängeradresse gebe ich die Redaktionsadresse der „Kronen Zeitung" in Wien an ...

Roland hält sich an unsere Vereinbarung, und ich bekomme zwei Videokassetten mit einer Gesamtspieldauer von mehr als sechs Stunden. Gedreht hat H. mit versteckter Kamera Ende der 90er-Jahre an FKK-

Stränden am Mittelmeer, von Kroatien über Spanien bis nach Korsika. Bisher war es kaum möglich, FKK-Material als Kinderpornografie zu entlarven, doch jetzt gelingt es endlich! H. hat hauptsächlich Nahaufnahmen von Geschlechtsteilen von Kindern gefilmt und zusammengeschnitten. Er hatte ein als „besonders speziell" angepriesenes Video hergestellt, indem er mit einer Videokamera mit starkem Zoom den Abstoßpunkt einer Wasserrutsche ins Visier nahm; so konnte er sicher sein, die Geschlechtsteile von Kindern „prominent" ins Bild zu bekommen. Bei einem anderen „Dreh" versteckte er seine Videokamera in einer Tasche mit einem Loch. Darüber hinaus verwendete H. ein Spezialobjektiv, das an die Ausrüstung von Geheimagenten erinnert: Es sieht aus wie jeder andere Kameraaufsatz, fotografiert allerdings mittels eines Spiegels in einem Winkel von 90 Grad, also „um die Ecke"!

Anhand der Länge der Videobänder werden die verschiedenen Arbeitsweisen des Kinderpornografen Roland H. erkennbar. Er besitzt mehrere Taschen mit halb durchsichtigen Spiegeln als „Fenster": Von innen kann er filmen, während das Fenster von außen wie ein Spiegel aussieht. Ein anderes Mal verbirgt H. seine Kamera unter einem Badetuch, dann wieder unter einer über den Arm gelegten Jacke oder in einem kleinen, schirmartigen Sonnenschutz.

Im Laufe einiger Wochen entwickelt sich ein Vertrauensverhältnis zu Roland H. Ich gebe vor, selbst an nackten Kindern interessiert zu sein, würde mich jedoch nicht so richtig trauen, ihnen nachzustellen. Nach regem E-Mail-Verkehr wage ich ein verdecktes Interview mit Roland H.
Hier seine wichtigsten Antworten auf Fragen, die ich am Donnerstag, dem 3. Juni 1999 erhielt:

Frage: *Lebst Du denn von deinen Videos? Was kann man davon (pro Film) verkaufen?*
Roland H.: *Nee, ich lebe nicht vom Verkauf meiner Videos, meine Kohle fahre ich hauptsächlich mit der Produktion und dem Vertrieb von Celeb-CDs* (Anm.: zumeist gefälschte Sex- und Pornofotos berühmter Persönlichkeiten) *ein. Zweites Standbein sind Aktien. Bin Daytrader am Neuen Markt und in Emerging Markets (also Russland, Indonesien und derartig heiße Pflaster). Die letzten Wochen bin ich mit dem Hobby zwar gewaltig in den Keller gerasselt, aber morgen z.B. wird's wegen der Kosovo-Entspannung ein Kursfeuerwerk geben ☺. Wirst sicher verstehen, dass ich da nicht in die Details gehen will, wie viele Videos ich monatlich so verkaufe, aber ich setz einmal jährlich*

die Screencaps (Anm.: Bilder, die den Inhalt des Kinder-FKK-Videos zeigen) *von den neuen Blossoms in die Newsgroups, und das war's dann.*

Frage: *Wie kommst Du an die Strände (ich hab es einmal versucht, durfte aber in einen FKK-Strand in Wien nicht rein). Nur mit Partnerin und/oder Familie.*
Roland H.: *Bisher war ich ja in Südfrankreich, auf Korsika und in Kroatien, das sind alles riesige Ferienzentren, und da kommt's den Agenturen nur darauf an, möglichst viel Umsatz zu machen. Ein INF-Ausweis* (Anm.: Internationale Nudisten-Föderation)*, ob Du alleine oder mit Partnerin fährst oder was Du im Gepäck mitführst, kümmert da keinen.*
Ich kann Dir so 'nen Urlaub jedenfalls wärmstens empfehlen. Gerade beim ersten Mal ist das wirklich sehr spannend. Wenn Du das erste Mal am Strand liegst und die „Objekte der Begierde" live paar Meter nackt vor Dir rumturnen, kannst Du Dein Glück gar nicht fassen. Oder hüllenlos im Supermarkt einkaufen gehen, ist auch lustig ☺.

Frage: *Fährst Du da alleine, und wie lange dauert es, so einen Film zu drehen?*
Roland H.: *Das Adge '97* (Anm.: Ein Video, das an einem französischen FKK-Strand gedreht wurde) *ist in 14 Tagen entstanden, die beiden Kroatien-Tapes innert* (Anm.: innerhalb) *3½ Wochen oder so, dort war es sehr schwierig zu drehen, sehr schmale, steile Steinstrände, und die waren überfüllt ohne Ende.*

Frage: *Nacktaufnahmen sind ja in Österreich auch legal – nicht größer kommerziell aufgezogen (die „Sonnenfreunde Sonderhefte" hat es ja auch im Handel ganz einfach gegeben).*
Roland H.: *HAT es im Handel gegeben, bis sie auf den Index kamen. Ich denke, heutzutage ist es schon problematisch, Videos anzubieten, in denen nackte Kinder lediglich in der Totalen zu sehen sind, meine Blossoms* (Anm.: Titel der Videos, die H. angeboten hatte) *haben aber klaren sexuellen Charakter mit all den „Detailaufnahmen", also ich denke, es können keine „Pornos" sein, weil an öffentlichen Stränden gedreht wurde und die „Darsteller" zu nix gezwungen wurden, aber als „unsittlich" würden sie wohl eingestuft werden.*

Frage: *Auf welche Art Frauen/Mädchen stehst Du selbst?*
Roland H.: *Hmm ... beginnende Pubertät, so 10-13 find ich am spannendsten, aber wie Du in den Blossoms sehen wirst, seh ich das nicht so eng* ☺*. Die*

 dickbrüstige Italienerin mit Schnupfen fand ich z.B. auch SEHR ansprechend, leider sind mir von der nur einige gute Titten-Shots gelungen ...

Frage: *Tut mir Leid, wenn ich dir auf den Nerv gehe, aber ich kenne leider keine Gleichgesinnten und bin deshalb sehr unsicher. Und auf dem anonymen Weg der Mail kann man das ja mal sagen ...*
Roland H.: *Nönö, frag nur, macht mir auch Spaß, auf solche Mails zu antworten. Ich hab dieses Frühjahr ja ein Appartement in Cap d'Adge gekauft. Diesen Sommer werd ich zwar selbst dort verbringen, aber im nächsten könnt ich Dir das gerne mal für paar Tage vermieten, so dass Du auch mal in den Genuss kommst ☺.*
Gruß und ByeBye, Roland

Bei der Durchsicht des gesamten Videomaterials, das H. geschickt hatte, entdecke ich ein wichtiges Detail. Als Roland H. einem nackten Mädchen mit versteckter Kamera nachstellt, kommt zufällig das Kennzeichen eines deutschen Campingbusses ins Bild. H. hat es beim Endschnitt seines Videos übersehen. Später wird die Besitzerin des Campingbusses, der auf einem weitläufigen FKK-Gelände an der Mittelmeerküste geparkt war, vom deutschen TV-Sender RTL ausgeforscht. Sie ist die Mutter eines von H. gefilmten Mädchens.

Für das BKA in Wiesbaden stand fest, dass es sich hierbei um Kinderpornografie handelt. Roland H. hatte beim Filmen den Schwerpunkt auf die Geschlechtsteile von Kindern gelegt. Gemeinsam mit dem RTL-Magazin „Extra" entstand ein spannender Beitrag, bei dem der RTL-Reporter sogar an Roland H.s Haustüre klingelte und eine Porno-CD kaufte. Dies wurde mit versteckter Kamera gefilmt, er wurde also mit seiner eigenen Technik überführt. Obwohl H. per E-Mail weitere Videos mit noch eindeutigerem Inhalt angekündigt hatte, konnten diese nie sichergestellt werden. Roland H. zog nach der Durchsuchung seiner Wohnung aus dem deutschen Lörrach weg. Seine Vernehmung bei der Polizei musste schriftlich durchgeführt werden. Denn Roland H. ist Stotterer, den die ganze Aufregung völlig sprachlos machte ...

Später wurde Roland H. zu einer Geldstrafe wegen Besitzes von Kinderpornografie und der Verbreitung pornografischer Schriften zu 300 Tagessätzen à 20 DM verurteilt. Die Gesamtstrafe von 6000 DM (rund 3000 Euro) mag zwar lächerlich niedrig erscheinen, ist jedoch H.s Lebensverhältnissen angepasst. Durch die hohe Anzahl der Tagessätze gilt Roland

H. wenigstens als vorbestraft und ist seither nie wieder in Erscheinung getreten. Diese niedrige Gesamtstrafe ist bei Ersttätern üblich. Über die abschreckende Wirkung darf man sich keine Illusionen machen. Sie ist gleich Null!

Weitere Recherchen ergaben, dass es auf gekennzeichneten und eingezäunten FKK-Geländen üblich ist, dass ausschließlich Paare oder Familien Zutritt erhalten. Herren ohne Begleitung sind praktisch ausgeschlossen. In einem FKK-Verein in Wien hatte man mit Typen wie Roland H. bereits Erfahrung und zeigte sich im Umgang mit Spannern keineswegs zimperlich: *„Da hat einer mit einem Teleobjektiv fotografieren wollen. Den haben wir zuerst verprügelt, dann samt Fahrrad und Fotoausrüstung ins Wasser geworfen"*, erinnert sich ein Mitarbeiter.
FKK-Magazine, die sich ausschließlich mit Kindern beschäftigen, sind in Naturistenkreisen ebenfalls kaum bekannt und, falls doch, unerwünscht. Anzumerken ist, dass es auch seriöse Zeitschriften gibt, die sich mit dem Thema FKK und FKK-Tourismus auseinander setzen.
Nacktheit an FKK-Stränden lässt auch die Schamgrenze sinken. Deshalb finden viele Fälle von sexuellen Übergriffen dort ihren Ausgang. Durch den natürlichen Umgang mit Nacktheit wird die Beschäftigung mit dem eigenen oder einem fremden (nackten) Körper durch Ansehen und die Kontaktaufnahme durch potenzielle Täter leichter. Kinder, die an den an sich natürlichen und zwangslosen Umgang mit Nacktheit und damit auch an die Sexualität gewöhnt sind, werden eher mit „netten Onkels" ins Gespräch kommen und vielleicht später „verschwinden".

Diese Vorgehensweise hat ein deutscher Kinderschänder in einer Reihe von Videos dokumentiert, die im Internet auftauchten. Er hatte sein Opfer, ein Mädchen von etwa sechs bis acht Jahren, in einen Wald gelockt (im Hintergrund sind keine Zivilisationsspuren erkennbar). *„Sei ein bisschen leiser"*, fordert der Täter sein Opfer auf. Er filmt minutenlang, wie das Kind seine Genitalien zeigt, und er betatscht es auch. Durch die schlechte Tonqualität des Videos sind nur Gesprächsfetzen zu verstehen: *„Ach so, das hat der (...) auch mit dir gemacht? Na, dann kennst du das (...) Das hast du auch schon probiert (...)"*

Ein weiterer Film des vermutlich gleichen Täters (mit demselben Opfer) wurde im Sommer in einem (deutschen?) Kleingarten gedreht. Das Mädchen und der Mann sind nackt; er fordert das Kind immer wieder auf, leise zu sein, da es – typisch für Kinder – ziemlich laut spricht und lacht. Immer wieder beobachtet der Mann seine Umgebung aufmerksam, da er offenbar fürchtet, es könnten Zeugen in der Nähe sein. Doch nach einer Weile lässt er alle Hemmungen fallen und gibt dem Mädchen Anweisungen, wie es zu posieren hat und an seinen Geschlechtsteilen spielen soll. Schließlich kommt es zum Oralverkehr, während der Täter sein Verbrechen kommentiert. In einer Umkleidekabine bzw. einem kleinen Holzhäuschen kommt es zu einer weiteren Schändung desselben Mädchens. Auch dieses Kind ist an den Missbrauch sichtlich längst gewöhnt, da weder Gewalt noch Überredungskunst vonseiten des Täters notwendig sind. Sexuelle Handlungen und das Posieren vor der Kamera sind für die Kleine eindeutig nichts Neues ...

Aufmerksamkeit und sorgfältige Beaufsichtigung von Kindern muss deshalb im (Nackt-)Urlaub am Strand an oberster Stelle stehen. Im Prinzip könnte jeder Mann ein Kinderschänder sein! Es gibt keine äußerlichen Erkennungsmerkmale, auffällige Verhaltensmuster oder Tatabläufe. Jeder einzelne Pädophile erschafft sich seine eigene Tat-Welt und Vorgehensmuster, aber auch Entschuldigungen, die seine Verbrechen rechtfertigen sollen.

„Alle Männer sind pädophil veranlagt, wir geben es zu. Wie viele Männer gibt es auf der Wellt – du kennst die Antwort!“

„Stiffbizkit“

Vor etwa zwölf oder 13 Jahren kam ich zum ersten Mal in Kontakt mit Nacktfotos von Kindern. Ich erinnere mich noch genau daran: Ich, ein begeisterter Fan des Donald-Duck-Zeichners Carl Barks, besuche meinen Stamm-Zeitschriftenhändler. Eher zufällig fällt mein Blick auf das reichhaltige Sortiment an Männermagazinen und Pornoheften. Inmitten von Playboy, Hustler, St. Pauli Nachrichten und Co. sticht mir ein Heft besonders ins Auge: Das Cover zeigt zwei Mädchen, etwa zehn und zwölf Jahre alt. Sie räkeln sich völlig nackt, die Geschlechtsteile eindeutig sichtbar, auf einem Liegestuhl. Eine Halluzination? Nein. Ich blättere das Heft mit dem Titel „Sonnenfreunde Sonderheft“ durch. Der Inhalt erstaunt mich: durchweg nackte Kinder, Mädchen und Burschen gemischt, allesamt im Urlaub fotografiert. Viele der Bilder erinnern mich an die Amateurfotos aus einem Familienalbum der 70er und 80er. Das Alter der Kinder reicht von etwa vier, fünf Jahren bis maximal 14. 64 Seiten hat das Machwerk, große Fotoserien mit immer wieder denselben Kindern werden gezeigt. Einzelbilder, Schnappschüsse aus dem Urlaub. Gestellte Szenen. Der Preis ist mit 80 Schilling (rund sechs Euro) nicht gerade niedrig, sondern im Bereich von Porno- und Sexmagazinen angesiedelt. Der Verleger: der Berendt Verlag im deutschen Heist.

„Warum haben Sie die Hefte eigentlich bei den Sex-Magazinen stehen und nicht bei Freizeit und Urlaub?“, will ich von der Verkäuferin wissen. *„Na ja, das sind ja Nackerte, das gehört schon dort hin. Und außerdem kaufen das eh nur Männer.“*

Bei einem Zeitschriftengroßhändler recherchierte Fakten fördern erstaunliche Zahlen zutage: 1000 Österreicher kauften damals jeden Monat dieses Heft und sein „Schwestermagazin“ mit dem Titel „Jung & frei“. Das ergibt 24.000 verkaufte Hefte pro Jahr allein in Österreich. Die FKK-Magazine wurden nicht nur im deutschsprachigen Raum angeboten, sondern weltweit. Bereits in den 80er-Jahren waren die Magazine vor allem in den USA und in Japan bei der pädophilen Klientel sehr beliebt. Als ich auf diese Publikationen stieß, befand man sich übrigens bei einer Ausgaben-Nummer jenseits der 150 – zumindest 12 Jahre gab es sie also bereits auf dem legalen Zeitschriftenmarkt!

Großflächig werden in den Magazinen auch Naturistenvideos beworben. FKK-Filme, katalogisiert nach Geschlecht und Alter. Wählen kann man nach persönlichem Geschmack zwischen Buben von fünf bis zehn und Mädchen zwischen neun und zwölf. „Keine Seefahrt, die ist lustig" und ähnliche sinnlose Filmtitel müssen herhalten. Bei einer Spielzeit von etwa 60 Minuten sind die Machwerke mit einem Preis von knapp 100 DM (51 Euro) inklusive Lieferung frei Haus sehr hoch (d.h., im Pornovideo-Segment) angesiedelt.

Nachdem ich über ein halbes Jahr Material zum gesamten Themengebiet FKK zusammengetragen hatte, ergab sich im Kontext ein äußerst zweifelhaftes Bild:
Blättert man mehrere Jahrgänge der Zeitschrift „Sonnenfreunde Sonnenheft" und „Jung & frei" aufmerksam durch, ergeben sich deutliche Anhaltspunkte, dass es sich ausschließlich um Produkte für eine pädophile Klientel handelt und nicht, wie von den Verlagen behauptet, „eine Zeitschrift im Sinne einer pro-FKK-Botschaft und Aufklärung". Experten wie die österreichische Sexualtherapeutin Rotraud A. Perner und die Kinder- und Jugendanwältin der Stadt Wien, Monika Pinterits, bestätigten diesen Eindruck.

„Jeder, der beim Anblick unserer Hefte Anstößiges denkt, ist pervers", erklärte ein Mitarbeiter des Berendt Verlags am Telefon. Zu einer weiteren Stellungnahme war keiner der Verlagsmitarbeiter bereit.

Über Jahre hinweg lieferten Familien Fotos ihrer Kinder aus dem FKK-Urlaub an den Verlag der Familie Berendt. Immer wieder wurde dazu redaktionell aufgerufen („Schicken Sie ihr Urlaubsfoto, wir zahlen ein Honorar!"). Eine Familie mit vermutlich vier Kindern – drei Mädchen und ein kleiner Junge – sind ständige „Models" der Magazine. Über Jahre hinweg dokumentierte man (der Vater?) auf Einzel- und Gruppenbildern die deutlich ins Bild gerückte Geschlechtsentwicklung der Kinder. Als die älteste Tochter alle weiblichen Geschlechtsmerkmale entwickelt hat, verschwindet sie von den Fotos. Sie ist schlichtweg für das Zielpublikum zu alt geworden. Ihre jüngeren Geschwister werden weiter fotografiert und finden sich noch jahrelang in den Heften. Zudem handelt es sich dabei nicht um „harmlose" Urlaubsfotos, sondern um qualitativ hochwertige, professionelle Ganzkörperaufnahmen der Kinder. Manchmal versucht der Fotograf, mit billigen Utensilien wie Gummibällen oder aufblasbaren Schwimmtieren Fotos gar zu komponieren, freilich stehen jedoch nackte

Kinder stets im Vordergrund.

Die Sichtung zweier Videos, die ich aus der Produktion des Berendt Verlags bestellt hatte, geben interessante Details preis und führen die Produktionsmethode der schlechten Filmchen vor Augen. Die Videos sind allesamt von schlechtester Qualität und wurden mit versteckter Kamera und/oder extremem Teleobjektiv gedreht. Eine Arbeitsweise, der sich auch der Stotterer Roland H. bediente. Ihr Preis ist mit dem legaler Pornovideos vergleichbar.

Der Hohn zum Schluss: Wie selbstverständlich, als wäre dies ein ganz normales Geschäft, klebt am Rücken der Videokassetten ein Aufkleber der Freiwilligen Selbstkontrolle in Deutschland FSK: „Freigegeben ab 0 Jahren"* ...

Da ich den Inhalt der Hefte für mehr als bedenklich hielt, konfrontierte ich zwei Experten mit dem Kinder-FKK-Material. Die Sexualtherapeutin Rotraud A. Perner und Holger Eich, der Leiter des Kinderschutzzentrums in Wien, waren sich einig: Die Hefte und die Videos zielen eindeutig auf pädophile Kundschaft ab.

Nachdem in kurzen Abständen von mir verfasste Storys im österreichischen Monatsmagazin „Wienerin" (Titel: „Frisches Fleisch für nette Onkels") und in der deutschen „Marie Claire" erschienen waren, verschwanden die Kinder-FKK-Magazine aus den Geschäften. Das österreichische Parlament nahm Kontakt zu mir auf, und später lud man mich sogar ein, vor Abgeordneten aller Parteien einen Vortrag zum Thema Kinderpornografie zu halten. Auch ein Mitglied des Deutschen Bundestages rief bei mir an. Fazit: Die Hefte konnten zwar nicht verboten werden, da sie als „nicht kinderpornografisch" eingestuft sind, waren in der breiten Öffentlichkeit aber ab diesem Zeitpunkt geächtet. Niemand wollte die Machwerke mehr anbieten. Es gab nun „kein frisches Fleisch für nette Onkels" mehr ...

Im Zuge meiner langjährigen Recherche zu diesem Thema lässt sich zu allen Fragen, die „eine große Anzahl an Nacktbildern von Kindern" betreffen, folgendes Gesamtbild erstellen: Trotz intensiver Suche konnte ich keinen einzigen Fall nachweisen und die FKK-Hefte in direkten Zusammenhang mit Kinderpornografie bringen. Der Verdacht ist spätestens seit der massiven Verbreitung des Internet dennoch bestätigt: Scans von Bildern aus den Kinder-FKK-Heften tauchen seit Jahren in kinderpornografischen Newsgroups nebst härtester Kinderpornografie auf. Darüber hinaus wird bei Hausdurchsuchungen bei Kinderporno-Konsumenten ebenfalls FKK-Bildmaterial gefunden.

Anzumerken ist, dass FKK-Magazine, die sich ausschließlich mit nackten Kindern beschäftigen, immer wieder den Behörden zur Anzeige gebracht wurden; Fahnder aus Großbritannien und den USA baten ihre deutschen Kollegen um eine Einschätzung des ihrer Meinung nach „obscene material". Das ernüchternde Ergebnis: Die Produkte können in Deutschland frei gehandelt werden und unterliegen keinen Verboten, die sich aus Jugendschutzbestimmungen ableiten.

* Im Jahr 1992 erstellte die Universität Hamburg ein Gutachten, das zu dem Schluss kommt, dass die Herstellung von FKK-Fotos für die darauf abgebildeten Kinder keine Gefährdung darstellt. Sie seien „den Aufenthalt in Naturistengebieten gewohnt". Das Gutachten beanstandet weder den Kamerawinkel (meist von unten nach oben, am Rand eines Schwimmbeckens etc.) noch die Tatsache, dass die Geschlechtsteile der Kinder im Mittelpunkt der Fotos stehen. Das Betrachten solcher Bilder durch Kinder und Jugendliche stelle ebenfalls keine Gefährdung dar. Deshalb sind die Hefte – diesem Urteil hat sich auch die „Bundesprüfstelle für jugendgefährdende Schriften" angeschlossen – weder für die „nackten Modelle" noch für Betrachter eine Gefahr.
Was freilich die (freiwilligen?) minderjährigen „Modelle" über die Fotos denken, ist für den Gesetzgeber sichtlich uninteressant. Auch wenn die Opfer möglicherweise zeitlebens mit der Schmach und der Scham leben müssen, dass Kinderfotos, auf denen sie nackt zu sehen sind, von Pädophilen mehr als zehn Jahre nach ihrem ersten Erscheinen noch „verwendet" werden.

Erstaunlich ist, dass auch die nicht zu leugnende Nutzung der Hefte durch Pädophile nicht zu Produktions- und Handelsbeschränkungen geführt hat. Lediglich einige Ausgaben – also einzelne Monatshefte – wurden auf die Liste der jugendgefährdenden Schriften gesetzt. Meist deshalb, weil einzelne Fotos zu freizügig waren. Eine Beanstandung wegen Kinderpornografie gab es aber niemals!
„Kleinkinder erleben filmische Darstellungen unmittelbar und spontan. Ihre Wahrnehmung ist vorwiegend episodisch ausgerichtet, kognitive und strukturierende Fähigkeiten sind noch kaum ausgebildet. Schon dunkle Szenarien, schnelle Schnittfolgen oder eine laute, bedrohliche Geräusch-

kulisse können Ängste mobilisieren oder zu Irritationen führen. Kinder bis sechs Jahre identifizieren sich vollständig mit der Spielhandlung und den Filmfiguren. Vor allem bei Bedrohungssituationen findet eine direkte Übertragung statt. Gewaltaktionen, aber auch Verfolgungen oder Beziehungskonflikte lösen Ängste aus, die nicht selbständig und alleine abgebaut werden können. Eine schnelle und positive Auflösung problematischer Situationen ist daher sehr wichtig."
Definition der Alterseinstufungen gemäß der Homepage der deutschen FSK *„Freigegeben ohne Altersbeschränkung"*

Naturistenweihnacht

Vielleicht tue ich vielen Menschen auf der Welt jetzt Unrecht, doch unterscheiden sich ihre Verhaltensweisen so sehr von der gesellschaftlichen „Norm", dass ich es für richtig halte, sie zu erwähnen und zu hinterfragen. Zum anderen sind viele Fälle von Kindesmissbrauch dokumentiert, bei denen sich der Erstkontakt zwischen Opfer und Täter im Naturistenumfeld abgespielt hat.

Seit mehr als 15 Jahren existieren die im vorangegangenen Kapitel behandelten FKK-Magazine und deren erweiterte Produktpalette (Videos, Bücher, CD-ROMS, Dia-Serien etc.). Durch den Siegeszug des Internet haben diese Firmen eine kostengünstige, einfache und weltweite Plattform bekommen. Noch nie war es so einfach, sich legales FKK-Material zu beschaffen.

Neben den üblichen Produkten – zumeist an FKK-Stränden in Russland und europäischen Mittelmeerländern gedrehte Videos – finden sich auch Filme der ungewöhnlichen Art bei einem amerikanischen Vertreiber: Angebliche „Naturistenfamilien" in der ehemaligen Tschechoslowakei ließen sich bei privaten Anlässen wie dem Weihnachtsfest filmen! Mit allem Drum und Dran: vom nackten Auspacken der Geschenke unter dem geschmückten Christbaum, dem Anzünden der Kerzen bis hin zum Zubereiten des Weihnachtsbratens. Vater, Mutter und ihre beiden Töchter (etwa zehn bis zwölf Jahre alt) waren während des gesamten Festes vom ersten bis zum letzten Filmkader splitternackt! Der Preis der Videos der besonderen Art: knapp 70 Euro für eine Stunde FKK-Spanner-Vergnügen. Der Vertreiber weist übrigens ausdrücklich darauf hin, dass die Filme aus Gründen des Copyrights ausschließlich für den außereuropäischen Markt gedacht sind. Ob die Familie immer nackt Weihnachten feiert oder sich nur gegen ein gutes Entgelt der Produzenten zu den Aufnahmen überreden ließ oder ihre Dienste gar freiwillig und aktiv gegen Geld anbietet, ist ungewiss. Aber auch hier liegt der Verdacht nahe, dass Geschäftemacher aus dem Westen die finanzielle Notlage von Menschen in den ehemaligen Staaten des Ostblocks schamlos ausnutzen und Millionenprofite einschieben.

Neben dem Vertrieb ihrer eigenen Produkte kaufen viele Internet-Firmen gerne ältere Produkte wie „Sonnenfreunde Sonderhefte" und „Jung & frei" antiquarisch ein. Aus reiner Neugier bot ich einer US-Firma einige dieser Hefte zum Kauf an. Während der Ladenpreis im Erscheinungsmonat kaum über sechs Euro lag, waren die Naturistenfirmen inzwischen bereit, 30 US-Dollar pro gut erhaltenes Heft auf den Tisch zu blättern. Eine Wertsteigerung um 600 Prozent – eine weitere Absurdität im Geschäft mit nackten Kindern. Aber das ist nur der Anfang ...

„Ich unterscheide nicht zwischen pädophil und nicht pädophil. Ich glaube, alle Männer fühlen sich zu Kindern sexuell hingezogen. Viele denken nicht daran und verdrängen ihre Lust, manche folgen ihrer Veranlagung und erforschen sie näher. Ich sehe mich nicht als Pädophilen, sondern als Mann, der sich von Frauen aller Altersgruppen angezogen fühlt, von sieben bis 77 Jahren. Ich bin nicht krank, sondern fühle mich zu Kindern hingezogen, ich kann nichts dagegen machen."

„Dad", ständiger Gast in einschlägigen Diskussionsforen

Vor dem Verbot des Besitzes von Kinderpornografie war es für viele Pädophile ein Schlupfloch, sich mit „normalen" Nacktfotos von Kindern – wie eben so genanntem FKK-Material – zu begnügen. Deren Beschaffung war einfach, außerdem sind sie im Vergleich zu harten Pornos relativ billig und völlig legal. Es hatte erstaunlich lange gedauert, bis findige Kinderpornografen mit dem Internet dieses Schlupfloch ebenfalls entdeckten und ihr schmutziges Geschäft innerhalb von nur zwei Jahren zu einem enorm profitablen Business gemacht haben. Über diese Möglichkeit haben wir Journalisten gemeinsam mit Cybercops bereits Ende der 90er-Jahre diskutiert.

Die Umschiffung der rechtlichen Definition von Kinderpornografie ist erstaunlich primitiv. Im österreichischen Strafgesetzbuch heißt es in §207a: *„Kinderpornografie ist die bildliche Darstellung einer geschlechtlichen Handlung an einer unmündigen Person oder einer unmündigen Person an sich selbst."*

Diese Definition ist international gang und gäbe. Sogar die strengen amerikanischen Gesetze lassen dieses Schlupfloch zu (allerdings werden in Ausnahmefällen auch Darstellungen, die die Geschlechtsteile eines Kindes in Großaufnahme zeigen, als kinderpornografisch eingestuft, auch wenn sie der Definition nicht entsprechen. Verurteilungen wie die des stotternden Videofilmers Roland H. sind mittlerweile durchaus üblich, wenn bei angeblichen FKK-Videos und -Fotos zum Großteil die Geschlechtsteile von Kindern im Mittelpunkt stehen).

Auf den Punkt gebracht: Die Gesetzestexte lassen überhaupt erst die Industrie mit „harmlosen" Kindernacktfotos und -videos zu! Der Besitz und der Erwerb sind absolut legal und damit straffrei. Auch dann, wenn ab und zu „zufällig" gespreizte Beine und damit Geschlechtsteile der Kinder deutlich sichtbar sind. Und das, obwohl einige renommierte österreichische Sexualtherapeuten und Psychologen derartiges Material als *„eine für eine pädophile Klientel hergestellte Masturbationsvorlage"* eingestuft haben.

Der Kinder- und Jugendanwalt der Stadt Wien, Dr. Anton Schmid, geht noch einen Schritt weiter: *„Der Missbrauch der Kinder beginnt dort, wo diese Machwerke zur Befriedigung der eigenen Sexualität benutzt werden. Diese Bilder sind auch für eine Gruppe kranker Pädophiler gemacht, jeder von ihnen braucht eine Therapie. Das Ansehen der Fotos kann der erste Schritt zum Täter sein."*

Bei der „legalen Kinderpornografie" beginnt die Grauzone zum sexuellen Missbrauch. Neueste Ermittlungen internationaler Cyber-Fahnder lassen den Schluss zu, dass viele der jungen „Nacktmodelle" auch für harte Kinderpornos missbraucht werden! Beinahe wöchentlich verdichten sich diese Hinweise, da immer häufiger härtere, also pornografische Darstellungen derselben Kinder im Internet auftauchen.

Der Oberste Gerichtshof der Republik Österreich hat sich bereits am 10. Juli 1998 auf eine eindeutige Auslegung des Begriffs Kinderpornografie festgelegt:
„Aus der Sicht des dargelegten, noch immer aktuellen und vom Gesetzgeber des Jahres 1994 ausdrücklich übernommenen Rechtsverständnisses über den Begriff der ‚Unzucht' reichen jedoch die allgemein gehaltenen Feststellungen des Erstgerichtes über die Herstellung von bloßen ‚Nacktfotos', ‚Ganzkörpernacktaufnahmen', ‚Großaufnahmen mit Detailaufnahmen vom Genital des Mädchens, unter anderem während des Urinierens' für eine verlässliche Subsumtion dieses Verhaltens des Angeklagten unter das Tatbildmerkmal der ‚Unzucht' nicht aus."

Beim Vergehen nach § 207a StGB ist die im Abs. 4 leg cit. explizit postulierte Subsidiarität zu beachten.
Der Tatbestand des § 207a StGB erfordert, dass die bildliche Darstellung zumindest den Eindruck vermittelt, es sei bei ihrer Herstellung tatsächlich zum Missbrauch eines Unmündigen durch die Vornahme einer geschlechtlichen Handlung gekommen.

Weiterhin stellt der Oberste Gerichtshof fest:
„Der Oberste Gerichtshof hält daran fest, dass auch das Fotografieren einer vom Täter zum Entblößen des Unterkörpers, zum Auseinanderspreizen der Beine und zur Einnahme verschiedener sexualbezogener Positionen, also zu einem gezielten Körpereinsatz zur Hervorhebung des Geschlechtlichen veranlassten Unmündigen in den betreffenden Stellungen – auch ohne körperlichen Kontakt zwischen Täter und Opfer – vor allem unter Bedachtnahme auf den unmissverständlichen Schutzzweck der hier auszulegenden Strafbestimmungen – die nicht durch vorzeitige Erlebnisse gestörte normale sittliche Entwicklung Unmündiger wegen der dieser Altersstufe noch anhaftenden psychischen Unreife zu schützen – einen das Zusammenleben von Menschen in der Gesellschaft des mitteleuropäischen Kulturkreises derart grob beeinträchtigenden Störwert enthält, dass diese Tathandlungen (ohne Rücksicht auf die konkrete körperliche oder geistige Sexualreife des Kindes) eine die Bedeutung mancher unmittelbarer Körperkontakte (wie etwa das Betasten am Geschlechtsteil über der Kleidung) sogar übertreffende aktive unzüchtige Beziehung zwischen Täter und Opfer herstellen und deshalb als ‚Missbrauch zur Unzucht' im Sinne des jeweils ersten Deliktsfalls der §§ 207 Abs. 1, 212 Abs. 1 StGB zu beurteilen sind (vergleiche EvBl. 1982/41 und RZ 1957, 162 jeweils mit zahlreichen Judikatur- und Literaturhinweisen).“

Milton X. und seine „Tiny Americans"

Die Stimmung war euphorisch bei den Abonnenten der einschlägigen Kinderporno-Newsgroups, als ein Fotograf aus Paraguay eine neue Website eröffnete. Der Mann, Milton X., bot für etwa 30 Euro im Monat hunderte Fotos von nackten kleinen Mädchen an! Er hat als Erster das Schlupfloch der „legalen" Kinderpornos gefunden und kommerziell ausgenutzt.

Milton X. ist kein Amateur, wie er in den Monaten seiner aktiven Karriere im Internet beweist. Er benutzt modernste digitale Fototechnik und deutet an, dass er über einen eigenen Server samt Satellitenverbindung *„irgendwo im Ausland"* verfügt. Dutzende Mädchen im Alter von fünf bis 14 Jahren, darunter zahlreiche lateinamerikanischer Herkunft, fotografiert X. im Laufe einiger weniger Monate und kassiert kräftig ab. Nach dem Kauf von Passwörtern zu seiner Internet-Seite (die Zahlung erfolgte mit Diners Club- bzw. Mastercard- oder Visa-Karte) war klar, dass hier ein Vollprofi am Werk ist. Nach österreichischer Gesetzgebung gilt kein einziges Foto seiner „Tiny Americans" als Kinderpornografie! Dies bestätigte die Meldung der Site inklusive der Lieferung des Passworts an das BKA in Wiesbaden. Trotz des legalen Inhalts seiner WWW-Seiten wurde Milton X.s Haus nach meinem Hinweis an das deutsche BKA und auf nachfolgenden Wunsch des amerikanischen FBI durchsucht. Er und andere Mitglieder seiner Familie (!) wurden verhaftet und verhört, da es neben der Produktion der Nacktbilder auch zu sexuellen Übergriffen gekommen sein soll.

Milton X. hatte von jedem seiner minderjährigen Models mehrere Dutzend, später sogar hunderte digitaler Fotos ins Netz gestellt. Sie zeigten die Mädchen beim Ausziehen, beim Posieren im Wald, an Seen oder auf Wiesen. Der Mann hatte sich nicht einmal die Mühe gemacht, die Bilder auszusortieren. Einige dokumentieren deutlich, dass die Kinder eingeschüchtert und völlig verstört sind und nicht freiwillig vor der Kamera stehen. Einige sind unscharf und von technisch minderer Qualität. Dennoch schlagen interessierte Käufer zu, Hauptsache, sie bekommen neue Fotos von neuen Kindern. Frische Körper für Pädophile! Vermutlich nutzte X. die Armut der Familien der Kinder schamlos aus. Manchen seiner Modelle ist deutlich anzusehen, dass sie nicht aus den besten Verhältnissen stammen.

Die Schließung seines Internet-Geschäfts bekämpft der Mann noch heute vehement. Er veröffentlichte die Anklageschrift gegen ihn und die Rechtfertigungsversuche seines Anwalts im Internet mittels Scans der Dokumente! Noch im Oktober 2002 war unter Milton X.' bekannter Internet-Adresse eine ausführliche Stellungnahme zu seinen Umtrieben zu finden.

Im Frühsommer 2000 war also das eingetreten, was die Behörden und ich befürchtet hatten: Die erste professionell aufgezogene Internetfirma, deren einziger Geschäftszweck in der Herstellung und Verbreitung legaler Kindernacktbilder bestand, war jetzt online! Ein Trend, der in den folgenden zweieinhalb Jahren regelrecht explodieren sollte. Schon bald nach den „Tiny Americans" folgte die erste europäische Seite ...

Die „Wohltäter" von „Eternal Nymphets"

Angesiedelt in der Schweiz, hatte der erste Anlauf zu der Website „Eternal Nymphets" kaum Aussicht auf Erfolg. Kurz nach ihrem Auftauchen war sie auch schon wieder geschlossen. Gemeinsam mit einem Schweizer TV-Sender – der mit den lokalen Behörden zusammenarbeitete – hatte ich erreicht, dass die Seite von der Kantonspolizei Zürich wegen Pornografie geschlossen und die Macher angezeigt wurden. Ihr Inhalt verblüffte nicht nur uns Journalisten, sondern auch die Fahnder: Es wurden ausschließlich Nacktfotos von Mädchen im Alter zwischen sechs und 14 Jahren angeboten, einige Aufnahmen zeigten ihre Genitalien in Großaufnahme! Kurz darauf entzogen sich die Hersteller – und damit auch ihre Internet-Seiten – bis heute dem Zugriff der Fahnder. Sie übersiedelten unter anderem nach Russland und in baltische Staaten.

Die Macher von „Eternal Nymphets", Daniel L. und Alexander F. (beide werden in vielen ähnlichen Fällen immer wieder auftauchen), bezeichnen ihre Fotos als Kunst. Hunderte Mädchen haben sich bis heute für die Produzenten vor deren Kameras ausgezogen; die Täter L. und F. haben ein Vermögen verdient!

Am Beginn ihrer Karriere versuchten sich die zweifelhaften Fotografen auf der Website für ihr Machwerk zu rechtfertigen – dieser Versuch war jedoch die reinste Verhöhnung ihrer Opfer. Sie meinten, dass sich die Mädchen ohne den „Job" als Nacktmodel vielleicht sogar prostituieren müssten, so trist seien die Verhältnisse, aus denen die Kinder stammten. Im Original:

„Unser Studio ist eine Art Agentur und Ausbildungszentrum für junge, werdende Models und Darstellerinnen, die gewillt sind, an unserem Kunstprojekt teilzunehmen. Das Studio kümmert sich um die Mädchen und ist oft das zweite Zuhause. Auch werden Besorgungen wie Kleider, Körperpflege, Nahrung und ärztliche Versorgung sichergestellt. Manchmal unterstützen wir auch die Familien der Mädchen."

Als zusätzlichen „Service" wurde E-Mail-Kontakt zu den Mädchen angeboten, und es wurden gemeinsame Ausflüge zu McDonalds und zum Jahrmarkt dokumentiert. Ganz offen ließen sich die Fotografen gemeinsam mit jenen Mädchen ablichten, die sie regelmäßig nackt vor ihre Kameras zerrten. Die Männer sahen nicht besonders Vertrauen erweckend aus. Trotz Meldung an das BKA in Wiesbaden und der Weitergabe des Passworts zu dieser und im Laufe der Zeit zu weiteren Seiten ähnlichen Inhalts stellte sich heraus, dass eine Strafverfolgung der Produzenten aussichtslos war. Es würden ja schließlich keine Kinderpornos produziert! Wir mussten uns gedulden, bis den selbst ernannten Kunstfotografen ein entscheidender Fehler unterlief. Das sollte beinahe zwei Jahre, nämlich bis zum 14. April 2002, dauern!

Inzwischen versuchen die Betreiber von „Eternal Nymphets" mit dem Mitleid ihrer Kunden noch mehr Geld zu scheffeln. Im August 2002 ging eine neue Website online, auf der angekündigt wurde, alle ihre Produkte (Fotos von jungen nackten Mädchen) würden gratis zur Verfügung gestellt werden. Im Gegenzug solle man doch für die Ausbildung und den Lebensunterhalt der Minderjährigen spenden. Ein Aufruf, dem ein besonders fleißiger Verbreiter von Kinderpornos in Newsgroups namens „Count Draculol" (das „lol" steht als Kurzform von „Lolita") Nachdruck verleiht: *„Die Mädchen haben uns so viel gegeben, jetzt sollten wir ihnen etwas zurückgeben. Die finanzielle Situation ist nicht gut. Kauft euren Frauen keine Diamanten oder neue CDs. Spendet an die Girls, die auch Anteile an der Firma* (Anm.: „Studio 13" bzw. „Eternal Nymphets") *halten."*

Weit reichende Folgen

Die Hersteller der legalen Nacktfotos werden immer produktiver. Schon bald werden auch Fotos nackter Buben ins Netz gestellt, quasi als Kopie der Mädchen-Seiten. Da die Orte, an denen Bildserien mit hunderten Fotos aufgenommen wurden, bei Buben und Mädchen identisch sind (auch der Aufnahmezeitpunkt deckt sich und ist unter anderem durch den lokalen Vegetationszyklus nachweisbar), ist hier ein und derselbe Täterkreis am Werk!

Die Anzahl der angebotenen Seiten wurde derart umfangreich und unübersichtlich, dass sogar eigene Seiten eingerichtet wurden, die der interessierten Klientel als Wegweiser dienen und auf denen nach Inhalten geordnete Links zu anderen Nacktseiten angeboten werden. Im April 2002 waren mehr als 300 Seiten mit Nacktfotos russischer und baltischer Kinder aufgelistet. Kosten pro Monat: etwa 20, 30 Euro, teilweise sogar bis zu 60 Euro pro Site. Mehrmals wöchentlich, zum Teil sogar täglich, stellten die Produzenten nun neue Fotos ins Netz. Eine Fließbandproduktion zur Befriedigung pädophiler Bedürfnisse war angelaufen und überschwemmte den einschlägigen Markt. Und das im Rahmen der Gesetze! In Badezimmern, in Schlafzimmern oder auf Toiletten (!) fotografieren die Täter ihre minderjährigen Opfer! Eines der beliebtesten Motive: Zwei kleine Mädchen ziehen sich gemeinsam vor der Kamera aus und deuten lesbische Liebesspiele an. Nur sieben Monate später, Ende Oktober 2002, war es unmöglich geworden, eine Übersicht über die ständig wachsende Zahl der legalen Kinderporno-Seiten zu behalten. Als meine Zählung der einzelnen Seiten die 500er-Marke durchbrach, gab ich auf. Es wären mehrere Experten notwendig, die sich täglich ausschließlich den ständig wechselnden Internet-Seiten widmen, sie registrieren und deren Entwicklung verfolgen müssten. Dies könnte zumindest eine erste Grundlage zur Zerschlagung dieses Netzwerkes darstellen.

Natürlich wollen die Kinderporno-Macher auch neueste Technologien anwenden und die Vorlieben ihrer Kundschaft genauer kennen lernen. Deshalb richtete die „Little Angels"-Organisation eine Übersichtsseite aller ihrer Kindermodelle ein. Registrierte und damit zahlende Kunden konnten so über die Beliebtheit der einzelnen Kinder abstimmen! Jenes Mädchen, das die meisten Stimmen auf sich vereinen konnte, würde in Zukunft häufiger nackt zu sehen sein, versprachen die Produzenten.

Die Gemeinsamkeit sämtlicher Bilder: Der Herkunftsnachweis inklusive der Web-Adresse, unter der die Fotos zu kaufen sind – Werbebotschaft und Copyright-Hinweis zugleich. Zudem war damit bewiesen, dass die Täter jedes einzelne ihrer Fotos am Computer nachbearbeitet hatten. Ein enormer Aufwand, der ohne eine straff organisierte Herstellungsstruktur nicht möglich ist. Vermutlich läuft das Geschäft mit nackten Kindern genau so wie das der „normalen" Sex- und Porno-Industrie. Modelle werden angeheuert, gebucht, Fotografen engagiert, Locations ausfindig gemacht, Bilder und Videos produziert, nachbearbeitet und auf diverse Internet-Seiten verteilt. Ein anderer Teil des Unternehmens kümmert sich um die finanzielle Abwicklung, um Verträge mit Kreditkartenunternehmen und die ständige Neugründung von Scheinfirmen auf der ganzen Welt. Damit wird eine Strafverfolgung nahezu unmöglich, die Täter sind den Cybercops immer einen Schritt voraus.

Ein Fixpunkt auf jeder „legalen" Kinderporno-Seite ist die so genannte „Legal Notice". Darin wird explizit behauptet, dass die Bilderserien auf den Seiten sogar den US-Gesetzen entsprechen, die als besonders streng gelten. Wir Journalisten und natürlich auch die Cyber-Polizei waren gezwungen, dem Ausufern der legalen Websites zuzusehen, ohne auch nur die geringste Chance gegen die Produzenten zu haben. Wie sicher sich die Produzenten ihrer rechtlichen Situation sind, zeigt folgender Auszug aus der „Legal Notice" der Kindernacktfoto-Seite „Little Angels", die unkommentiert, nicht übergeprüft und sinngemäß übersetzt ist:

> „Alle Inhalte dieser Seite sind ein künstlerisches Produkt. Kunstwerke kennen keine Altersbegrenzung. Unsere Seite ist kostenpflichtig, also müssen Sie dafür bezahlen. Das ist nur ein kleiner Beitrag für die größte und am besten sortierte Bildersammlung, die es gibt. In einigen Teilen (Anm.: in ALLEN Teilen) werden Sie folgende Inhalte finden: Naturisten und Nudisten. Es gibt eine seriöse Art eines Lebensstils ohne Kleidung. Sie werden keine Inhalte sexueller Natur hier finden, sondern nur Fotos von Familien und ihres Naturistenlebensstils. Alle Bilder entsprechen den Gesetzen zum Inhalt von Fotos (Anm.: Verweise auf die US-Verfassung folgen). In der ehrenhaften Tradition der Gesetze der Vereinigten Staaten und anderer Länder ist die visuelle Annäherung und Beschäftigung mit dem weiblichen Geschlecht, inklusive pubertierender Frauen, legal und war es auch schon immer. Unsere Internet-Seite entspricht den US-Gesetzen und befolgt sie gerne. Unsere Seite unterstützt die amerikanischen Gesetze, und wir sind gern bereit, diesen Bestimmungen zu entsprechen. Unsere Seite ist strikt gegen das, was als Kin-

derpornografie gilt! Das ist in den Gesetzen der USA (Code Title 18 Part 1 Chapter 110 Section 2256) verankert (Darstellungen geschlechtlicher Handlungen).
Unsere Seite entspricht der Verfassung und nimmt das Recht der Darstellung und der Annäherung von Nacktbildern von Minderjährigen in einer künstlerischen und ästhetischen Form in Anspruch, die wir garantieren. Die Gültigkeit ist durch die Vielzahl der künstlerischen Darstellungen bewiesen, die öffentlich in verfügbaren Publikationen in den USA erhältlich ist. Unsere Internet-Seite ermöglicht dieselben ästhetisch ansprechenden Fotos zu geringeren Kosten als in Buchgeschäften.
Wie bei allen künstlerischen Arbeiten, überlassen wir die Beurteilung unserer Werke dem Betrachter. Deshalb erwarten wir nicht von allen Besuchern, dass sie die Nacktheit von Minderjährigen akzeptieren. Wir erwarten nicht von allen Kunden, dass sie unsere Bilder von nackten Minderjährigen als Kunstwerke betrachten oder gut heißen. Wir fordern von allen Betrachtern, dass sie diese Fotos gemäß der Verfassung der Vereinigten Staaten von Amerika als Kunstwerke ansehen und sie als solche respektieren. Wenn Ihnen das unannehmbar erscheint, verlassen Sie bitte unsere Seite!“

Welche Dimensionen die Massenproduktion von Kindernacktfotos angenommen hatte, zeigt eine besonders „fleißige“ Seite: In 180 Bildserien von je 80 bis zu 400 Einzelfotos pro Mädchen und einem eigenen umfangreichen Kinderporno-Archiv wurden knapp 200.000 Fotos zum Download angeboten! Kosten: 26 US-Dollar pro Monat.

Die Produzenten werden immer dreister und überschreiten den legalen Rahmen. Immer häufiger zeigen sie Mädchen mit gespreizten Beinen, mehrere Kinder betasten sich gegenseitig (allerdings nicht an den Geschlechtsteilen), und es tauchen weitere und detailliertere Aufnahmen von Kindergenitalien auf. Zudem verzichten viele Produzenten inzwischen auf einen „ansprechenden“ Hintergrund für ihre Fotos und arbeiten billig „im Akkord“. Viele Bilder entstehen in schmutzigen Stundenhotels. Nur wenige Anbieter legen noch Wert auf ein gepflegtes Umfeld, wie beispielsweise Hotelzimmer der gehobenen Klasse oder sehr gut ausgestattete Privatwohnungen.

 Die Produzenten benutzen für ihre Produktionen zwei „Klassen" von Kindern. Solche, die gepflegt aussehen und – zumindest auf den Fotos – nicht misshandelt werden. Und andererseits jene, die offensichtlich aus einem schlechten sozialen Umfeld kommen, verwahrlost aussehen und in billigen Hotels sicherlich nicht nur zu Nacktfotos, sondern auch zu sexuellen Handlungen gezwungen werden. In drei Fällen konnte ich dies bisher eindeutig nachweisen. Am Beginn des Lolita-Booms wurde noch Wert auf das gepflegte Aussehen der Kindermodelle gelegt. Es sollte zumindest der Eindruck entstehen, dass es den Kindern gut gehe. Doch immer häufiger tauchen inzwischen Fotos von Mädchen mit frischen Verletzungen auf; viele von ihnen tragen Narben (oft Verbrennungen oder andere großflächige Hautverfärbungen) und/oder Anzeichen von Verwahrlosung (wie Wanzen- und Flohbisse an den Beinen). Es sieht so aus, als handle es sich um Straßenkinder oder um Kinderprostituierte. Viele der Minderjährigen werden wie Möbelstücke als Nacktmodelle zwischen den einzelnen WWW-Seiten hin und her getauscht.

Die Vermutung drängt sich auf, dass hinter den „legalen Kinderpornos" eine Mafia agiert, die Unsummen mit harten Pornovideos genau jener Mädchen verdient, die sich hier „harmlos" vor der Kamera ausziehen. Trotz intensiver Recherchen konnte dieser Verdacht jedoch noch nicht bestätigt werden. Die Hintergründe der organisierten Kindersex-Banden werden wohl erst nach deren Zerschlagung in vollem Ausmaß deutlich werden. Bisher stehen die Behörden dem Phänomen machtlos gegenüber. Das muss sich durch neue Gesetze und Fahndungsmethoden ändern! Internationaler Druck durch Gremien der Europäischen Gemeinschaft und der Vereinten Nationen sind nötig, um dieses miese Geschäft zu stoppen.

Erst im Dezember 2002 tauchten erste Verdachtsmomente auf, dass es sowohl in Österreich als auch in Deutschland eine Szene gibt, die sich auf die „Vermarktung" von Kinderprostituierten aus Bulgarien, eventuell auch aus Rumänien, spezialisiert hat. Zum ersten Mal erzählten Mädchen im Alter zwischen neun und elf Jahren, dass in Geheimbordellen (unter anderem in Wien) „ältere Onkels ins Bett kommen und dafür Geld hergeben". Die Schilderungen zweier Mädchen, die heute in einem Heim für ehemalige Kinderprostituierte in Bulgarien leben, werden derzeit von Journalisten überprüft. Stimmen die Angaben der Kinder, könnte das zum ersten Mal zur Aushebung von Kinderzuhältern, -schleppern, -schändern und -pornografen führen. Dass die Mädchen ihre Leidensgeschichten frei erfunden haben, erscheint mir unwahrscheinlich.

Vor allem in den Staaten der ehemaligen UdSSR stoßen Cybercops aus dem Westen an ihre Grenzen. Ein Kriminalkommissar des deutschen Bundeslandes Baden-Württemberg: „Wenn ein Kollege von Interpol in Russland heute gut arbeitet, ist das vielleicht schon morgen anders. Dann ist er von der Mafia gekauft, denn es wird genügend Geld verdient ..." In Russland regiert im Bereich Kindersex scheinbar die Anarchie ...

Unter dem Deckmantel der „legalen Kinderpornos" hatte auch Jiri K. seine Kindermodels aus der Slowakei und der Tschechischen Republik angeboten. Er hatte niemals explizit zugegeben, dass seine Modelle für harte Kinderpornos oder für Sex mit den Fotografen (also den privaten Kunden) zur Verfügung stehen. Jiri K. hat lediglich „weggesehen", wenn seine Mädchen an die Arbeit gingen. Versprochen hatte er immer „nur" Nacktfotos, für alles weitere sei der Kunde bzw. das Modell verantwortlich!

Erst Kreditkarten, Zahlungssysteme wie Western Union und ihre virtuellen Geschwister „PayPal“ etc. machen das Geschäft mit Kinderpornos überhaupt möglich. Die absolute Schlüsselrolle spielen seit Jahren die Kreditkartenunternehmen! Diners Club, Mastercard/Eurocard, Visa und viele mehr werden als gängiges Zahlungsmittel im Cyberspace akzeptiert. Sie geben den Produzenten von Kinderpornos das einzige Instrument, das ihre millionenschwere Industrie am Leben erhält. Nur durch den einfachen, sicheren und vermeintlich anonymen Zahlungsverkehr mit Kreditkarten entwickelte sich das Geschäft mit geschändeten Kindern in nur wenigen Jahren zu einem Multimillionen-Euro-Business.

Eine Erklärung vorweg: Kreditkartenkonzerne sind in keiner Weise dazu verpflichtet, einem Untenehmen das Akzeptieren ihrer Kreditkarten zu gestatten, egal ob es sich um ein Elektronikgeschäft, ein Restaurant, ein Bordell oder eben ein Internet-Unternehmen handelt, das Waren oder Dienstleistungen im Cyberspace anbietet. Wer eine Kreditkarte als Zahlungsmittel akzeptieren will, muss einen Vertrag mit einem Kreditkartenunternehmen abschließen. Hier muss auch die Art des Geschäfts bekannt gegeben werden, bei dem eine Kreditkarte eingesetzt werden soll. Wenn ein Vertrag zustande kommt, kann dieser seitens der Kreditkartenfirmen jederzeit einseitig wieder gelöst werden! Eine simple Methode, den Kinderpornografen den Geldhahn abzudrehen – sollte man zumindest meinen ...

In der Regel operieren Kinderporno-Produzenten mit Scheinfirmen, die sich zumeist in den USA, Russland oder den baltischen Staaten befinden. Die von den Produzenten gegründeten Scheinfirmen dienen ausschließlich dem Zweck, Verträge mit Kreditkartenkonzernen unter einem unverdächtigen Mantel abzuschließen. Offiziell sind sie „nur“ eine Zahlungsplattform und haben mit den Inhalten der kostenpflichtigen Seiten nichts zu tun. Tatsächlich heben diese Firmen, die sich vermutlich im Besitz der Kinderporno-Produzenten befinden, noch eine Bearbeitungsgebühr für jedes verkaufte Passwort ein – es wird also doppelt kassiert.

Für eine große Reportage in der „Kronen Zeitung“ konfrontierte ich im Herbst 2000 die Direktoren der österreichischen Zweigstellen von Diners Club, Visa und Mastercard/Eurocard damit, dass ihre Konzerne durch Provisionen bei Zahlungsvorgängen (dem so genannten Disagio, das meist zwischen drei und fünf Prozent des Umsatzes beträgt) kräftig am Geschäft mit nackten Kindern verdienen. Sie könnten doch jederzeit ohne Angabe von Gründen ihre Verträge mit suspekten Websites lösen, so mein Argument. Versprochen wurde viel: Man werde die oberste internationale Chefetage über diesen Fall informieren, und es sei doch selbstverständlich, dass man den Anbietern von Kindersex den Geldhahn zudrehen werde! Viel heiße Luft! Das einzige Ergebnis dieser Reportage: Diners Club richtete auf seiner Homepage für einige Wochen einen Link zur Interpol-Meldestelle für Kinderpornografie in Wien ein. In den folgenden Monaten vervielfachte sich die Anzahl jener Internet-Seiten mit Kinderpornos und Kindernacktfotos, die alle großen Kreditkarten als Zahlungsmittel akzeptieren. Ihre Zahl explodierte förmlich!

Zwar können die Kreditkartenunternehmen rein rechtlich nicht zur Verantwortung gezogen werden, denn schließlich bieten ihre „indirekten" Kunden – nämlich die Betreiber der Internet-Seiten – ja nur legale Nacktfotos von Kindern an. Die moralische Komponente sieht natürlich anders aus. Nimmt man die von Johannes von Dohnanyi in der schweizerischen „Weltwoche" genannte Umsatzzahl von etwa neun Milliarden Euro pro Jahr mit Kindersex im Internet weltweit als Grundlage, ergäbe das zumindest einen Gewinn von unglaublichen 90 Millionen Euro pro Jahr für Mastercard & Co. (vorausgesetzt, dass bei einem Disagio von drei Prozent nur ein Drittel der Transaktionen mit Kreditkarten durchgeführt wird).

Ich versuche hier, eine realistischere Zahl anzubieten. Vorsichtige Schätzungen nehmen als Gesamtumsatz des Kinderporno-Sektors im Internet zwischen 100 und 200 Millionen Euro im Jahr an. Bei einem Disagio von nur drei Prozent ergibt sich dennoch ein schöner Gewinn von jährlich drei bis sechs Millionen Euro für die Unternehmen! Vermutlich werden aber fünf Prozent der Umsätze an die Kreditkartenriesen abgegeben, was dann einen Verdienst von zwischen fünf und zehn Millionen Euro am legalen Geschäft mit „Masturbationsvorlagen für Pädophile" (Zitat Dr. Anton Schmid, Kinderanwalt der Stadt Wien) ergibt.

Das Gebot der Stunde wäre, dass große Kreditkartenunternehmen ihre Sorgfaltspflicht ernster nehmen. Zugegeben, es wäre ein enormer Personal- und Geldaufwand nötig, damit Kreditkartenunternehmen nicht mehr in den Dunstkreis von Kinderpornografen gelangen. Doch angesichts der Gewinne, die hier in den vergangenen Jahren erzielt worden sind, wäre das nur recht und billig. Jeder Besitzer einer Kreditkarte sollte sich beim nächsten Bezahlen mit seinem Plastikgeld überlegen, ob er nicht selbst eine rigorose Kontrolle jener Firmen fordert, die „seine" Kreditkarte akzeptieren. Nur die Masse kann hier etwas bewirken, die Konzerne selbst haben augenscheinlich kein Interesse daran, auf die Gewinne aus dem perversen Teil des Internet-Geschäfts zu verzichten!

Außerdem wäre eine intensive Kooperation der Kreditkartenunternehmen mit den Behörden eine der sichersten Methoden, um Beweise gegen Kinderporno-Produzenten und deren Kunden samt deren Identitäten sicherzustellen und eine international wirkungsvolle Strafverfolgung zu ermöglichen (vgl. auch Kapitel „Operation Landslide").

Anmerkung: Bei Drucklegung im Dezember 2002 war deutlich zu bemerken, dass die Einsatzmöglichkeiten von Diners Club- und JCB-Karten rückläufig sind. Hier dürften Verantwortliche doch zur Vernunft gekommen sein, oder aber es handelt sich nur um (für die Unternehmen glückliche) Zufälle ...

Erst die bequeme und anonyme Zahlung mit einer Kreditkarte bereitet den Boden für die Produzenten der „legalen Kinderpornos". Tausende Fotos und Videos werden täglich neu produziert und über die Datenautobahnen verkauft. Wer beschließt, ein Passwort zu kaufen, landet auf der Website einer Verrechnungsfirma, die als Mittler zwischen Käufer und Verkäufer fungiert. Sie allein entscheidet, welche Zugangscodes für welche Internet-Seiten verkauft werden. Diese Firmen sollten eigentlich vom Inhalt der Seiten wissen! Sind es aber Scheinfirmen, die ihren wahren Geschäftszweck verschleiern, dann sind wieder Behörden – und allen voran die Kreditkartenkonzerne – am Zug.

Mittlerfirmen wie „Trust-B..l", „X-Va....te", „A-.....ng" etc. verdienen an jeder Geldtransaktion. Obwohl sie erwiesenermaßen Scheinfirmen von Kinderporno-Anbietern sind, besaßen sie Akzeptanzverträge mit internationalen Kreditkartenunternehmen. Am 31. Juli 2002 wurden folgende Kreditkarten bei der Firma „Trust-B..l" als Zahlungsmittel für die Website www.o*******s.com akzeptiert (der Zugang zu Nacktfotos von Minderjährigen kostete 39,95 US-Dollar pro Monat):

Visa Card
Diners Club
Eurocard/Mastercard
JCB
American Express
Discovery Card

Da sich die Geschäftssitze und Namen der Scheinfirmen beinahe wöchentlich ändern, muss eines von etwa 200 dokumentierten Beispielen für die Akzeptanz von Kreditkarten zum Kauf von Kinderpornos hier genügen.

Aber auch Sie, geschätzter Leser, können selbst gegen die dem Geschäft mit nackten Kindern förderliche Haltung der Kreditkartenunternehmen protestieren. Wenden Sie sich direkt an das Unternehmen! Oder an Ihre Bank, die Ihre Kreditkarte ausgestellt hat.
Die Adresse, Fax- und Telefonnummer der Unternehmen finden Sie auf der Rückseite jeder Kreditkarte oder auf Ihrer monatlichen Abrechung. Aktuelle Informationen über Zahlungsmittel, die dieses Geschäft unterstützen, finden Sie auf der Internetseite www.kleindienst.cc.

Österreich

Visa-Service Kreditkarten AG
Invalidenstraße 2
1030 Wien
Tel.: (01) 711 11-0
Fax: (01) 711 11-147
E-Mail: office@visa-austria.com
www.visa.at

Europay/Mastercard
Untere Viaduktgasse 4
1030 Wien
Tel.: (01) 717 01-0
Fax: (01) 717 01-3000
E-Mail: europay.austria@europay.at
www.mastercard.at

AirPlus Travel Card (Diners Club)
Vertriebsgesellschaft m.b.H.
Rainergasse 1
1040 Wien
Tel.: (01) 50 135-14
Fax: (01) 50 135-111
E-Mail: management@airplus.at
www.airplus.at

Deutschland

Visa Deutschland
E-Mail: kontakt@visa.com
www.visa.de

Eurocard Deutschland
Postfach 11 04 41
60039 Frankfurt am Main
Solmstrasse 2-22
60486 Frankfurt am Main
Tel.: (069) 79 220
Fax: (069) 79 224-500
www.eurocard.de

Diners Club Deutschland GmbH
Lyoner Straße 24-26
60528 Frankfurt am Main
Tel.: (069) 611 66-123
Fax: (069) 611 66-124
www.dinersclub.de

Schweiz

Europay (Switzerland) SA
Hertistrasse 27
8304 Wallisellen
Tel.: (01) 832 91 11
Fax: (01) 832 91 15
E-Mail: info@europay.ch
www.eurocard.ch

Diners Club Schweiz AG
Birkenstrasse 21
8306 Brüttisellen
Tel.: (01) 835 44 44
Fax: (01) 835 44 45
E-Mail: info.swiss@dinerseurope.com
www.dinersclub.ch

Als einer der großen Drahtzieher des Geschäfts mit Kindernacktfotos gilt der gebürtige Russe Alexander „Sasha" F. Bereits bei der ersten Internet-Seite dieser Art in der Schweiz („Eternal Nymphets") hatte er seine Finger im Spiel. Später, als mehr als ein Dutzend ähnlicher Websites offensichtlich unter Mithilfe von F. (er hat auf jeden Fall viele eindeutige Fotos junger Mädchen aufgenommen und geliefert) entstanden war, zerstritten sich die Täter, und F. schied aus der Bande aus. Von seinen ehemaligen Geschäftspartnern wurde ihm öffentlich über deren Website nachgesagt, er missbrauche seine Kindermodelle nicht nur sexuell, sondern habe sie auch zum Drogenkonsum verführt. Wie sicher sich Alexander F., der einen amerikanischen Pass und einen Wohnsitz in München besitzt, fühlte, zeigt ein offener Brief an Interpol, den er in den Abendstunden des 2. Mai 2001 in einschlägigen Newsgroups veröffentlichte und in dem er zu den gegen ihn erhobenen Vorwürfen Stellung nimmt. Der gesamte Text seines „Offenen Briefes an Interpol" ist in flüssigem Englisch verfasst und hier im Kontext übersetzt. Die Fakten wurden nicht nachrecherchiert.

Offener Brief an Interpol von Alexander F.

Meine Damen und Herren,
ich musste feststellen, dass Ihre geschätzte Organisation gerade nach mir und einem gewissen Oleg G. wegen der schrecklichen Verbrechen des sexuellen Missbrauchs von Kindern, der Kinderpornografie und des Besitzes von Drogen fahndet.

In Beantwortung dieser seltsamen, absurden und völlig unbegründeten Anschuldigungen möchte ich Ihnen diesen Brief senden, der als offizielles Statement zu verstehen ist. Er ist auch ein Prototyp jenes Schreibens, das ich an alle europäischen, amerikanischen und russischen Zeitschriften senden werde, sollte diese Hexenjagd weitergehen. Ich bin sicher, Sie kennen den Fall „Jock Sturges" gegen das FBI, den der Fotograf gewonnen hat (Anm.: ein Fotograf, der, ebenso wie David Hamilton, in den USA wegen seiner Nacktbilder von Kindern unter Beschuss kam, aber von allen Vorwürfen freigesprochen wurde). *Solch eine Demütigung wollen Sie sich sicher ersparen.*

Zuerst möchte ich Sie mit jenem Pressetext vertraut machen, der den Großteil meines Lebens, meiner Internet-Kunst sowie meiner Publikationen und Fotoarbeiten dokumentiert:

 Alexander („Sasha") F.
Geboren 1952 in Kishinev, der Hauptstadt Moldawiens. Ich besuchte die Moscow State University und das Pädagogische Institut der Stadt Kishinev. Im Jahre 1981 wurde ich zur Emigration gezwungen, da ich in antikommunistischen Aktivitäten verwickelt war und im Ausland Texte veröffentlichte. Ich habe in Kalifornien und in Texas gelebt, dann zog ich nach München. Ich schreibe Gedichte, Prosa, Drehbücher und Essays. Derzeit biete ich meine Dienste auch als freiberuflicher Mode-, Theater- und Web-Fotograf an.

Als russischer Poet, Autor und Künstler bin ich heute amerikanischer Staatsbürger und pendle zwischen Deutschland, der Ukraine und Moldawien. Mein literarisches Werk (hauptsächlich in russischer Sprache) wurde von unzähligen Magazinen und Zeitungen im Westen als auch in den GUS-Staaten publiziert. Vor fünf Jahren habe ich beinahe gänzlich in den Bereich der Kunstfotografie gewechselt. Bisher gab es vier Ausstellungen meiner Werke (zweimal in Deutschland, einmal in der Ukraine und in Moldawien), darunter mehr als 70 Farb- und Schwarzweißfotos und einige Collagen. Das russische Fernsehen brachte kürzlich einen 15-minütigen Beitrag über mich. Manche meiner Bilder wurden von Dr. J. C. A., dem Chefkurator des Museums für Moderne Kunst in Frankfurt, positiv kommentiert.

Seit meiner frühesten Kindheit habe ich gerne mit dem Feuer gespielt, besonders in der Kunst und in der Politik. Das ist auch der Grund, weshalb ich für meine visuellen Werke nicht Landschaften oder konventionelle Porträts, sondern ein so potenziell explosives und höchst sensibles Thema gewählt habe. Es nennt sich „Alice-Lolita-Lilith" („+/-13"), das die Entwicklung von Mädchen in ihrer Sexualität, ihrem Mystizismus und ihren übernatürlichen Fähigkeiten (ein „esoterischer", nicht „weltlicher" Zugang) dokumentiert. Mehr darüber ist im Internet zu lesen (Anm.: Wir verzichten auf die Nennung der Adresse).

Obwohl ich an meinem Arbeitstitel „Alice-Lolita-Lilith" hänge, interessiert mich der dritte Teil, „Lilith", als Künstler am meisten. Die mystische Essenz des Alters von +/- 13 Jahren erregt mein Interesse viel mehr als die sexuelle Entwicklung der Mädchen, deren sexuelle Anziehungskraft usw." (...)

Es folgen wirre Ausfüge in die Kunsttheorie, eine Liste von F.s Ausstellungen und Artikel über seine Arbeit, eine Adresse in der Münchner Drachenseestraße samt Telefonnummer und Internet- und E-Mail-Adressen. Im Anschluss daran geht F. auf die Vorwürfe ein:

„Zweitens kann ich Ihnen versichern, dass ich niemals von einer Person namens Oleg G. gehört oder eines seiner Bilder gesehen habe.

Drittens bin ich mehr als bereit, mit Ihnen zusammenzuarbeiten, all Ihre Fragen zu beantworten und Sie mit sämtlichen Informationen zu versorgen. Allerdings nur im Austausch der folgenden schriftlichen Garantien:
1. Solange Sie keinen handfesten Beweis gegen mich haben, der mich in Zusammenhang mit illegalen Aktivitäten bringt, stoppen Sie sofort die lächerliche weltweite Fahndung nach mir und befragen mich per E-Mail. Derzeit befinde ich mich in Kishinev, wo ich bei Freunden wohne und deshalb keine Adresse oder Telefonnummer angeben will. Bitte nehmen Sie zur Kenntnis, dass ich mich dort nicht permanent aufhalte, sondern zwischen Deutschland, Moldawien und der Ukraine pendle. Mein nächster Aufenthaltsort wird vermutlich Kiew oder München sein.
2. Sollten tatsächlich meine physische Anwesenheit in einem Ihrer Büros zur Vernehmung nötig sein, müssen Sie anfallende Reisekosten übernehmen.
3. Als Schriftsteller arbeite ich derzeit an einem Buch, das sich mit den Problemen von Teenagern in der post-Perestroika in gewissen Regionen der ehemaligen UdSSR beschäftigt. Dies erachte ich als das wichtigste Werk in meinem Leben und erwarte deshalb, dass Sie mich bei meiner Arbeit nur stören, wenn es unbedingt nötig und wichtig ist!

Ich erwarte Ihre umgehende Antwort. Vielen Dank im Voraus!

Alexander F.

Für Alexander F. gilt die Unschuldsvermutung. Cyberfahnder glauben, dass die Vorwürfe, die von seinen ehemaligen Partnern gegen ihn erhoben werden, durchaus im Bereich des Möglichen liegen. Vermutlich beteiligen sich die meisten Personen, die in die Herstellung und Verbreitung dieser „legalen" und „künstlerisch wertvollen" Fotos involviert sind, an sexuellen Übergriffen auf Kinder!

Eine kriminelle Allianz von Ost und West nach dem Kalten Krieg

In nur wenigen Jahren haben russische Kriminelle, langläufig als „die Russenmafia" bezeichnet, gelernt, nicht nur diverse illegale Geschäftsgebiete im Westen zu erobern, sondern auch liberale Gesetze bis zum letzten Winkel auszunutzen. Während aus Quellen in den USA und Europa über Jahre hinweg Fotos und Videos von nackten Kindern aus dem FKK-Umfeld auftauchten, perfektionierten russische Geschäftemacher das Millionengeschäft mit nackten Kindern. Mehr als zwei Jahre lang habe ich die Entwicklung ihres weltumspannenden Netzwerks beobachtet. Von einer im Jahr 2000 noch in der Schweiz angesiedelten Seite aus schufen vor allem die selbst ernannten Kunstfotografen Alexander F. (Autor des „Briefes an Interpol") und Daniel L. ein Imperium, das mehrere hundert Internet-Seiten umfasst. Ihr einziger Inhalt: Fotos und Videos nackter Kinder aus der ehemaligen Sowjetunion – vor allem aus Moldawien, Lettland und Litauen. Die ehemalige Zarenstadt St. Petersburg spielt ebenfalls eine zentrale Rolle.

Die Problematik der „legalen" Kinderpornos wurde bereits besprochen. Im April 2002 gelang es mir erstmals, einen stichhaltigen Beweis dafür zu finden, dass zumindest einige der Mädchen und Buben, die angeblich „nur" für Nacktfotos vor der Kamera posieren, auch sexuell missbraucht werden. Spätere Hinweise, die von deutschen und amerikanischen Behörden als „sehr wahrscheinlich" eingeschätzt wurden, erhärteten diesen Verdacht! Sollte er sich bewahrheiten – und das ist zu befürchten –, gäbe es auf einen Schlag an die tausend missbrauchter Kinder in den Nachfolgestaaten der UdSSR, die dieser einen Tätergruppe von Kinderporno-Produzenten zugerechnet werden können. Die Opfer wären uns bekannt, sie hätten Gesichter, Namen, die ihnen ihre Peiniger gaben, und eine öffentliche Leidensgeschichte: Ihre „Modelltätigkeit" wäre vom ersten Foto an dokumentiert.

Es dauerte zwei Jahre, bis ich den ersten handfesten Sachbeweis gegen die russischen Täter auf meine Festplatte speichern konnte.

Dienstag, 9. April

Beim groben Überblick über neue Bilderserien, die einschlägige Newsgroups täglich überschwemmen, machen die Produzenten der „legalen" Internet-Seiten den lange erhofften Fehler! Ein User, der unter dem Nickname „waldy" auftritt, veröffentlicht täglich hunderte Nacktbilder.

An diesem Tag schickt er eine nur wenige Bilder umfassende Fotoserie mit dem Kommentar *„from a secret site"* („von einer geheimen Internet-Seite") ins Netz: harte Kinderpornos eines etwa zehn- bis zwölfjährigen Mädchens! Bereits am Vortag waren Fotos desselben Kindes auf einer im gesetzlichen Rahmen operierenden Seite ganz offiziell und legal ins Netz gestellt worden! Trotz intensiver Suche gibt es aber keinen verwertbaren Hinweis auf die Quelle der Bilder, die – soviel ist klar – gegen einen hohen Preis irgendwo im Netz erhältlich sind. Aber auch dieses Teilchen im internationalen Kinderporno-Puzzle wird in den nächsten Tagen auftauchen. Dessen bin ich mir absolut sicher!
Nach zwei Jahren Recherche und Beobachtung der Szene lagert endlich ein unwiderlegbarer Beweis auf meiner Festplatte, der die Macher der „legalen" Seiten in dringenden Verdacht der Herstellung von Kinderpornografie bringt. Erklärungsbedarf haben die Fotografen nun auf jeden Fall. Der Anfang vom Ende dieses dunklen Kapitels der Internet-Geschichte? Noch am selben Tag schicke ich die Fotos meinem Kontakt beim BKA in Wiesbaden.

Mittwoch, 10. April
Wieder hat „waldy" harte Kinderpornos der geheimen Seite an die Newsgroups geschickt. Trotz Nachfrage einiger anderer User nach der Herkunft der „großartigen Fotos" bleibt „waldy" stur. Er will die Adresse der Website nicht verraten, da sie sonst vermutlich sofort geschlossen werden würde.

Donnerstag, 11. April
Ganz früh am Morgen fliege ich nach Düsseldorf, um am Polizeifortbildungsinstitut (PFI) des Bundeslandes Nordrhein-Westfalen in Neuss einen Vortrag zu halten. Thema: Möglichkeiten und Grenzen der Zusammenarbeit von Medien und Polizei im Bereich der Aufdeckung von Kinderpornografie im Internet. Es ist bereits das dritte Seminar, zu dem mich die deutsche Polizei eingeladen hat. Die Kosten für Flug und eine geringe Aufwandsentschädigung übernimmt die Behörde. Im Rahmen meines Vortrags spreche ich die Problematik der „legalen Kinderpornos" an und dass es mir soeben gelungen ist, die erste Querverbindung zu harten Kinderpornos herzustellen.

Samstag, 13. April
Vom frühen Abend bis in die Morgenstunden des Sonntag sitze ich vor dem Computer und sichte diverse einschlägige Newsgroups. Purer Zufall:

Im dritten oder vierten Antwortschreiben auf einen Beitrag beschreibt „waldy" zum ersten Mal den Weg zu seiner „secret site". Endlich ist der entscheidende Fehler passiert, der Rest ist nur noch Routine und schnelle Recherche.
Mit meiner Kreditkarte, einer Mastercard, bezahle ich 26 US-Dollar bei der Kreditverrechnungsfirma „X-V......e" für ein Passwort für die Nacktbilder-Seite „Little Angels". Der Anbieter hat nicht nur mehrere zehntausend „legale" Bilder im Programm, sondern betreibt auch ein User-Forum (hier unterhalten sich pädophile Internet-User völlig anonym und deshalb sehr offen), das die angeblich harmlose Klientel der Nacktfotoproduzenten schonungslos entlarvt. Das Hauptthema: Genau jene neue Hardcore-Seite eines russischen Anbieters, die ich seit Wochen verzweifelt suche. Im Forum hagelt es aber auch Beschwerden: Einige der Mädchen seien zu alt (Anm.: d.h., über 13 Jahre), man wünsche sich härtere Bilder, am besten vom sexuellen Missbrauch durch den Fotografen: *„Könnte es der Fotograf der Kleinen nicht besorgen? Am besten, er fotografiert sie beim Blasen."* Sogar der Betreiber der Seite meldet sich zu Wort und kündigt noch mehr Fotos an. 60.000 US-Dollar will er gerade für „sehr viele Bildserien" in Russland ausgegeben haben. Die lange gesuchte Adresse seiner harten Kinderporno-Seite ist rasch gefunden.

Wieder kaufe ich ein Passwort, das dieses Mal 60 US-Dollar kostet. Schon der höhere Preis garantiert, dass es hier zur Sache geht. Die Bezahlung erfolgt erneut mit meiner Kreditkarte, die Verrechnungsfirma ist wieder „X-V......e". Damit ist ein weiterer wichtiger Verdacht bestätigt: Hinter diesen scheinbar seriösen Anbietern von Zahlungsverkehr-Seiten im Internet, die in anderen Bereichen gute Arbeit leisten, verbergen sich hier Scheinfirmen der Produzenten! Die Verrechnungsfirmen haben Geschäftssitze in den USA, Russland, Lettland und Israel.

Im legalen Bereich des Internet ist es üblich, dass zur Sicherheit eine Zwischenstation im Zahlungsverkehr zwischen dem Anbieter einer Dienstleistung oder Ware und dem Kunden bzw. Käufer eingezogen ist. Dabei handelt es sich genau um jene Verrechnungsfirmen, die Kunden- und Kreditkartendaten speichern und mit den Kreditkartenkonzernen abrechnen. Dies dient zur Sicherheit aller Beteiligten, denn weder Käufer noch Verkäufer noch Zahlungsvermittler kennen alle Daten aller Beteiligten. Auf diese Weise soll ein Betrug mit Kreditkartendaten verhindert werden. Im Fall der russischen Kinderporno-Verrechnungsstellen sollen sich Kunden, die das illegale Material erwerben, durch diese Zwischenstation in Sicherheit wähnen. Sie glauben, dass ihre Daten den Pornoproduzenten nicht bekannt sind. Die Union von Kinderporno-Anbieter und Verrechnungsstelle öffnet vielen Formen der Folgekriminalität (wie Erpressung, die im Fall eines Deutschen nachgewiesen werden konnte) Tür und Tor.

Die sichtlich erst vor kurzem eingerichtete Seite mit dem Titel „Lolita Hard" eliminiert schon durch ihren Namen den letzten Zweifel. Hunderte harter, eindeutiger Kinder-Pornofotos werden angeboten. Die Mädchen, die in den „exklusiven Fotoserien" zu sehen sind, sind identisch mit jenen der hart an der gesetzlichen Grenze operierenden „Little Angels". Ich kenne ihre Gesichter von „legalen" Fotos. Der letzte Beweis ist gelungen, die angeblichen Kunstfotografen sind als brutale Kinderpornografen überführt! Noch in derselben Nacht schicke ich euphorisch die Passwörter zu den beiden Internet-Seiten sowie eine erklärende E-Mail an das BKA, die alle Zusammenhänge offen legt. Am 21. April stellt mein Ansprechpartner fest: *„Sofern sich der Verdacht bestätigt, könnte dies zu einem Durchbruch bei der Bekämpfung dieser bislang im Ausland kaum rechtlich zu beanstandenden Seiten sowie deren Hintermänner und Kunden führen."*

Hurra! Es ist geschafft! Diese Geschichte, so dachte ich, wird die größte, die ich in mehr als zehn Jahren Auseinandersetzung mit Themen Kindesmissbrauch, Kinderpornografie und Kinderprostitution aufgedeckt habe. Wenn alles weiterhin so gut liefe und es zu Zugriffen durch die Polizei und Verhaftungen käme, könnte sie für Schlagzeilen auf der ganzen Welt sorgen.

Donnerstag, 2. Mai
BKA-Mann Michael bestätigt, dass sich die Beobachtung der Russen-Nacktbilder über zwei Jahre lang gelohnt hat. Mit meinem aktuellen Passwort zu „Little Angels" sind die „Kunstfotografen" überführt. Sie hatten die Grenze der Legalität längst überschritten und verkauften nun eindeutige Kinderpornos! Der Zusammenhang mit einer hartpornografischen Seite ist nur noch Zubrot.

Die Verrechnungsfirma „X-V......e" hat vermutlich ihren Geschäftssitz in Washington DC. Es sollte, so mein BKA-Kontakt, nur eine Frage von Tagen sein, bis das US Custom Service die Scheinfirma und sechs ähnliche Organisationen hochgehen lässt. Später beschließen US-Fahnder, „die Sache ruhig angehen lassen". Der Schlüssel zum weltweiten Erfolg liegt in der genauen Beobachtung der belasteten Verrechnungsfirmen und der angeschlossenen Kinderporno-Seiten. Der größte Schlag gegen eine mafiaähnliche Organisation könnte unmittelbar bevorstehen. Details über die weitere Vorgehensweise bei der Aufdeckung des vermutlich größten Kinderporno-Rings in der Geschichte unterlagen bei Drucklegung noch der strengsten Geheimhaltung. Deshalb kann ich hier auch meine Vorgehensweisen in diesem Fall nicht näher erläutern. Doch auch Alexander F. und Daniel L. könnten so schon in naher Zukunft ihrer gerechten Strafe zugeführt werden. Allerdings stehen auch die Chancen, dass die Täter ohne Strafe mit gut gefüllter Geldbörse untertauchen können, gut. Es hängt ganz davon ab, wie deutlich nachgewiesen werden kann, dass die vermeintlichen „Kunstprodukte“ unter die gängige (schwammige) Definition von Kinderpornografie fallen ...

„Wir kriegen sie alle! Garantiert!"

Holger Kind, Kriminalhauptkommissar, BKA Wiesbaden

Was im Frühsommer 2000 mit der Website „Eternal Nymphets" in der Schweiz begonnen hatte, war zu einem Millionen-Euro-Business geworden. Aus einer Seite mit Nacktfotos wurden mehr als 300, hinzu kamen noch einmal etwa hundert Seiten mit Nacktfotos von Buben. Mehr als 1000 neue Bilder werden täglich (!) produziert und gegen eine saftige Gebühr angeboten.

Monatelang beobachtete ich den explosionsartigen Anstieg einschlägiger „legaler" Seiten, für die häufig nicht einmal mehr der Kauf eines Passworts mehr notwendig war: In den Newsgroups wurden täglich die neuesten Bildserien aus Russland einer interessierten Klientel zur Verfügung gestellt. Die Macher waren mit der Zeit immer dreister geworden. Inzwischen hatten sie sogar eine eigene Portal-Seite eingerichtet, die zu mehr als 200 ihrer Einzelseiten weiterleitete – de facto der leichte und legale Zugang zu hunderttausenden Fotos und Videos von nackten Kindern mittels Kreditkarte!

Fassungslos erkundete ich nächtelang das neu entstandene Netzwerk. Auf vielen Seiten waren es immer dieselben Kinder, die sich vor den Kameras auszogen, dieselben Gesichter, dieselben Augen. In ihnen spiegelt sich eine Ausdruckslosigkeit, die nur vermuten lässt, was die geschundenen Kinderseelen bereits hinter sich haben. Wie viel muss ein kleines Mädchen erdulden und erleiden, um mit einem aufgesetzten Lächeln im Fotostudio die Beine zu spreizen und dem Betrachter splitternackt eine Kusshand zuzuwerfen? Niemand, der nicht selbst Opfer war, kann sich das Martyrium vorstellen; die Abgestumpftheit einer Kinderseele, die bereits vor den übermächtigen Tätern oder den tristen Lebensumständen kapituliert hat. Die Fotos der Kinder werden nach Belieben von einer Seite zur anderen geschoben, die Einzelseiten machen Werbung in eigener Sache und leiten User zur nächsten gebührenpflichtigen Seite weiter.

Der Schlüssel zum ersten Schritt zur Aufdeckung des Netzwerks lag seit Monaten auf meinem Desktop. Sehr lange starrte ich auf die Puzzle-Teilchen; zwei Programme, die ich seit Jahren immer wieder eingesetzt hatte, waren schließlich die Lösung.
„Visual Route" ermöglicht das geografische Aufspüren von Internet-Seiten. Gibt man eine Adresse ein, wird grafisch der Weg vom eigenen PC

 zu jenem Computer dargestellt, auf dem die gewünschten Internet-Seiten (d.h., all ihre Daten wie auch Fotos oder Videos) lagern. Auf einfachste Weise wird so der geografische Standort lokalisiert. Anschließend leistet „Whois", ein kleines, aber sehr effizientes Programm, gute Dienste: Mit ihm wird per Mouseclick der registrierte Besitzer der gesuchten Internet-Adresse ermittelt. Fügt man die Ergebnisse der beiden Computerprogramme zusammen und jagt sämtliche Adressen der Portal-Seite einzeln durch beide Programme, ergibt sich ein aufschlussreiches Gesamtbild. Einige Nächte später saß ich staunend vor dem Ergebnis meiner Recherche:

Mit einem Programm wird der Standort des Computers lokalisiert, mit dem anderen der Betreiber. Zeichnet man beide Orte auf einer Weltkarte ein, verbindet die Punkte und führt dies mit allen 200 Internet-Seiten durch, die auf der Portal-Seite beworben werden, ergibt sich ein absolut undurchsichtiges Netz, das wie das einer Riesenspinne die nördliche Erdhalbkugel umspannt. Nur vereinzelt führen Wege in die südliche Hemisphäre. Ergänzt man mit derselben Methode die Standorte jener Seiten, mit denen die Bezahlung mittels Kreditkarte abgewickelt wird, ist das Kinderporno-Netz noch dichter. Innerhalb weniger Monate war ein globales kriminelles Netzwerk entstanden!

Für mich war es nicht weiter erstaunlich, dass Russland und die baltischen Staaten eines der Zentren der Aktivitäten der „legalen" Kinderpornografen darstellen. Erstaunt war ich nur, als sich ein ähnlicher Schwerpunkt an der Ostküste der USA abzeichnete! Dort befanden sich viele Server mit bedenklichen Inhalten bzw. die Besitzer einschlägiger Internet-Adressen. Die Täter hatten ihr Netzwerk aber scheinbar noch verschlungener organisiert. Konkrete Spuren führten mich virtuell an exotische Orte wie Katar, Islamabad (Pakistan), Hongkong, Bangladesch, die Virgin Islands, Australien oder Belize. Aber auch in Deutschland, Kanada, Belgien, Israel und Holland hatten sich die Täter Stützpunkte geschaffen.

Die Recherche war dennoch eine Sackgasse, da es mir unmöglich war, alle Adressen, die ich ausfindig gemacht hatte, selbst zu überprüfen. Schließlich werden Kinderpornografen wohl kaum im Telefonbuch stehen. Durch eine glückliche Fügung lebte eine ehemalige Kollegin von mir damals in New York und überprüfte zehn der Adressen im Big Apple und in Washington DC für mich. Das Ergebnis war ernüchternd und bestätigte, dass ich an meinen Grenzen angelangt war: Keine einzige jener Adressen in den realen Städten, Straßen und Bezirken existierte, und keiner der Namen passte zu einer realen Person! Sämtliche Registrierungsdaten der „legalen“ Kinderporno-Seiten waren also gefälscht. Wozu, wenn sich die Macher sicher fühlen, da sie schließlich nichts zu verbergen haben?

Eine weitere Spur führte mich wieder in die ehemalige Sowjetunion. Auf den Abrechungen meiner Mastercard, mit der ich zwei Passwörter bei ein und derselben Verrechnungsfirma gekauft hatte, tauchten zwei Firmen in St. Petersburg als Geldempfänger auf. Zwei unterschiedliche Firmen, deren eindeutig kinderpornografischer Inhalt von ein und derselben Quelle produziert wurde. Spätere Recherchen ergaben, dass sich vermutlich nur eine einzige Tätergruppe hinter allen Internet-Seiten – heute könnten es bereits bis zu 1000 Einzelseiten sein – verbarg. Eine Vermutung, die ich bereits Monate zuvor geäußert hatte.

Mehr als sechs Monate nach der Übermittlung meiner Recherchen an das deutsche BKA und das FBI traten die Fahnder noch immer auf der Stelle. Zu komplex ist das Russen-Netzwerk, zu geschickt agieren die Täter, zu schnell wechseln sie ihre Internet-Adressen. Im Akkord eröffnen und schließen sie Scheinfirmen in Osteuropa. Je länger ihr Treiben andauert, desto schneller gehen die Täter vor und verschleiern ihre Spuren, und zwar in einer Geschwindigkeit, mit der die Fahnder nicht mithalten können. Der Kinderporno-Ferrari rast über die Datenautobahn, während die Cybercops in ihrem Polizei-Trabant auf der Standspur liegen bleiben. Nur neue Gesetze und Fahndungsmethoden können den Polizeimotor beschleunigen!

 Nach jahrelangen Recherchen werden die Begriffe, mit denen ich in internationalen Suchmaschinen nach einschlägigen Kinderporno-Seiten suche, immer komplexer, um die Trefferwahrscheinlichkeit zu erhöhen. Ein kleiner Hinweis auf einer harmlos scheinenden Seite zur Vermittlung von Teenager-Models aus den Staaten der ehemaligen Sowjetunion bringt mich über drei weitere Cyber-Ecken zur Homepage einer Partnervermittlung in Moskau. Welchen Suchbegriff ich verwendet habe, kann ich hier selbstverständlich nicht verraten.

Auf den ersten Blick erscheint die Agentur, die Frauen jeden Alters für Freundschaft bis Heirat vermittelt, seriös. Ab 3000 US-Dollar ist man bei einer einwöchigen „Romantic Tour" samt Kennenlernen mehrerer Damen in langen Moskauer Nächten dabei. Bei der Durchsicht der angebotenen Frauen, die wie im Versandhauskatalog feilgeboten und angepriesen werden, werde ich stutzig: Es finden sich auch einige 13- bis 16-jährige Mädchen im Angebot, das unter anderem vorab Ansichtsvideos der ausgesuchten Damen vor einem persönlichen Kennenlernen mit einschließt. Interessiert schreibe ich eine E-Mail über meinen Hotmail-Account an die russische Partnervermittlung. Die inhaltlich gekürzte Korrespondenz von April 2002 lautet folgendermaßen:

> „Ich interessiere mich vor allem für die jüngeren und jüngsten Teenager und, wozu um den heißen Brei reden, kann ich davon ausgehen, bei der Live-Besichtigung in Moskau auch Sex mit den Damen zu haben? Vor allem mit den jungen Mädchen? Zudem interessieren mich Ihre Videos, die nach Kundenwünschen angefertigt werden. Was ist darauf zu sehen?"

Prompt kommt die Antwort vom Betreiber der Site in beinahe perfektem Englisch: Man stelle ausschließlich den Kontakt zu den Damen und Mädchen her, was danach geschehe, sei Sache der handelnden Personen.

Auf eine weitere, hartnäckige Nachfrage, ob ich denn auch Nacktvideos vorab zur Ansicht bekommen könne, erhalte ich keine Antwort mehr. Obwohl kein konkreter Anlass für eine Beanstandung besteht, bleibt eine schiefe Optik. Ohne eine verdeckte Recherche vor Ort sind die möglichen wahren Hintergründe der Web-Geschäfte der Partnervermittlungsagentur jedoch nicht zu enttarnen.

Im Rahmen meiner Recherchetätigkeit ist mir bereits eine Menge untergekommen, doch bei diesem Posting, das ich in mehreren einschlägigen Newsgroups am 26. Februar 1999 fand, konnte ich nur den Kopf schütteln:

> „Valarie's Escort Service, Southern California!!
> Looking for someone to scratch that „Little" itch? If you live in the San Bernardino areas (Calif) or you can come to us, then write us. We specialize in very young, very attractive escorts. Mike and Valarie West. E-mail me for info!"

> „Valarie´s Escort Service, Südkalifornien!!
> Sie suchen jemanden gegen dieses ganz besondere „Jucken"? Wenn Sie in der Gegend um San Bernardino, Kalifornien, wohnen oder zu uns kommen wollen, sollten Sie uns schreiben. Wir haben uns auf sehr junge und sehr attraktive Escorts spezialisiert."

Kinderprostitution gibt es vermutlich in allen Ländern der Welt, ein derart aggressives Vorgehen von Anbietern von Kindersex war mir jedoch bis dahin unbekannt gewesen. Noch dazu waren die Zuhälter in Kalifornien zu finden, wo jede Form der Prostitution verboten ist und bei der Bekämpfung des Gunstgewerbes sogar so weit gegangen wird, dass Freier mittels Lockvögeln (weiblichen Undercover-Beamten) dazu „überredet" werden, eindeutig ihre Wünsche zu äußern, ehe die Handschellen klicken. Gerade deshalb sprach alles für eine schnelle Zerschlagung von „Valarie's Escort Service" durch das FBI.

Nachdem ich Valarie und Mike West über mein Hotmail-Account geantwortet hatte, bekam ich eine Übersicht der von ihnen angebotenen 23 Mädchen. Sofort wollte Mike von mir ein eindeutiges Kinderporno-Bild übersandt bekommen, um sichergehen zu können, dass ich kein Polizist war. Er wollte wissen, auf welches Alter ich stehe, und schickte mir in einer zweiten Mail ein konkretes Angebot samt dem Bild eines Mädchens im Badeanzug:

> „Here is one for you to consider. Her name is Danielle, and she is just 6 years old. She is very sweet and is willing to please. Danielle is one of our newest girls, and she is very oral. Let me know if she meets your requirements. Mike West"

„Dieses Mädchen hier wäre etwas für Dich. Sie heißt Danielle und ist gerade mal sechs Jahre alt. Sie ist sehr süß und bereit, Dich zu verwöhnen. Danielle ist eines unserer neuesten Mädchen und oral sehr begabt. Lass es mich wissen, wenn sie deinen Anforderungen entspricht. Mike West"

Weitere elektronische Post von den Wests folgte. Sie verlangten, dass ich vor Beginn unserer „Geschäftsbeziehungen" eine Ehrenerklärung abgab. Ich sollte bestätigen, dass ich kein Cybercop bin, außerdem sollte ich doch ein eindeutiges Foto von einem Buben oder Mädchen beilegen, das „jene Art Kinder zeigt, die ich bei ihnen (den Wests) buchen möchte". Zusätzlich wollten sie persönliche Details wie sexuelle Vorlieben, Gewicht, Körpergröße etc. wissen. Das reichte mir. Über die amerikanische Botschaft in Wien versuchte ich, direkt mit dem FBI Kontakt aufzunehmen, später rief ich sogar in Washington an. Keine Reaktion – ich war von den US-Behörden enttäuscht!

Erst viele Monate später sollte ich den Grund für das Desinteresse der US-Fahnder erfahren: Es handelte sich hierbei um eine provokante Falle der US-Behörden, durch die bereits viele Interessenten an Kindersex hinter Gitter gebracht worden waren! Das US-Gesetz sieht diese Fahndungsmethoden – inklusive der Aufforderungen zu Straftaten durch einen „agent provocateur" – vor. Sicher keine Patentlösung, aber ein guter Ansatz für ein mögliches europäisches Modell, das immer wieder diskutiert wird und von Fahndern als Grundlage für eine vernünftige und effiziente Strafverfolgung betrachtet wird.

Wie leicht es ist, die nach neuem Material gierende pädophile Klientel auszupressen, zeigt der Fall eines der Kinderpornografie und des Kindesmissbrauchs verdächtigen Deutschen mit Wohnsitz im Sextourismus-Paradies Thailand. Unter dem Namen „Sweeties Videos" verschickte er im Juni 1999 einen acht Seiten umfassenden Katalog seiner Videos über einschlägige Newsgroups. Für alle perversen Spielarten hätte er das Richtige in seinem Sortiment, eine Auflistung mit Inhalt, Alter der Kinder sowie Produktionsdatum und -land fügte er bei. Einige Beispiele aus dem Katalog, der die detaillierte Beschreibung von insgesamt 86 Kinderpornovideos enthält:

„Tiny Cunts/Fucking", Spielzeit 150 Minuten
Kleine Mädchen im Alter zwischen sieben und zwölf Jahren bekommen ihre ersten Lektionen in Sachen Sex, während sie Porno-Cartoons ansehen.
Entstehungsland: USA, 40 US-Dollar.

„Hore Sweet Hore/Rape", Spielzeit 120 Minuten
Kinder werden zum Sex mit Teenagern gezwungen. Es spielen Buben und Mädchen im Alter zwischen fünf und 17 Jahren mit.
Herstellungsland: USA, 30 US-Dollar.

„Bitchies/Rape/Incest", Spielzeit 120 Minuten
Private Videos, die kleine Mädchen (zehn bis 13 Jahre alt) zeigen, während sie durch Familienangehörige brutal vergewaltigt werden.
Herstellungsland: Brasilien, 40 US-Dollar.

„Savage Little Virgin/Fucking, Lesbian, Oral Sex, Violence",
Spielzeit 180 Minuten
Junge Mädchen zwischen zwölf und 14 Jahren haben Sex mit Erwachsenen oder Mädchen desselben Alters. Viele Oral-Szenen und Orgien.
Vorsicht: es gibt blutige Szenen.
Herstellungsland: Brasilien, 50 US-Dollar.

„July/Fucking/Incest/Anal Sex/Oral Sex/Spanking/Lesbian",
Spielzeit 210 Minuten
Featuring July (9) und ihre Schwester Fiorella (12), als sie mit ihren Cousins (18 und 26) Sex haben. Die Mädchen werden oft geschlagen, es gibt Analsex und Blowjobs. Ein exzellentes Video, um jungen Mädchen lesbischen Sex beizubringen.
Herstellungsland: Italien, 50 US-Dollar.

„The Swallow Squad/Blowjob/Oral Sex/Masturbation/Fucking",
Spielzeit 180 Minuten
Vier junge Mädchen im Alter zwischen zehn und 14 Jahren werden von jungen Erwachsenen zum Oralsex gezwungen. Sie lieben es, Sperma zu trinken, und deshalb heißen sie Swallow Squad. Sie haben auch zum ersten Mal Sex. Ein Mädchen blutet sehr stark. Viele Szenen mit Schreien, Spermabädern, Oral-Sex-Szenen und Orgien.
Herstellungsland: Australien, 60 US-Dollar.

Nachgereicht wurde eine Liste mit angeblichen Kinderprostituierten in insgesamt 25 Ländern der Erde, darunter auch Adressen in Österreich, Deutschland, den USA, Italien und England. Zwischen 50 und 100 US-Dollar verlangte der Mann für die Übersendung des brisanten Adressenmaterials.

Die Abwicklung des Geschäfts stellte sich der Kriminelle wie folgt vor: Nach Bekanntgabe der Kundenwünsche müsse Bargeld an eine Adresse im peruanischen Lima geschickt werden, die Lieferung der Videos würde von „Vertriebsfilialen" auf der ganzen Welt übernommen werden. In den zahlreichen Ländern, in denen es eine „Zweigstelle" gäbe, sei der Versand mittels Kurierservice innerhalb von 24 Stunden nach Erhalt des Bargelds möglich. Ab Mai 2000 bestand auch die Möglichkeit, Bargeld postlagernd unter dem Kennwort „Hafen" nach Hamburg statt an die Adresse in Peru zu schicken.

Nachdem die deutschen Behörden aktiv wurden, stellte sich bald heraus, dass der Mann bereits seit einiger Zeit in Deutschland mit Haftbefehl gesucht wurde. Seine Geschäftspraxis war eindeutig: Wer bei ihm bestellte und Geld schickte, bekam natürlich niemals die gewünschten Kinderpornos. Stattdessen erpresste der Mann von seinem Fluchtpunkt Thailand aus all diejenigen, die Geld geschickt hatten. War nichts mehr zu holen, ging der Täter sogar noch einen Schritt weiter: Gegen Honorar wollte er Belastungsmaterial gegen seine Kunden an deutsche Behörden (!) verkaufen, die jedoch dankend ablehnten. Die Boulevardmedien hingegen rissen ihm das brisante Adressenmaterial praktisch aus der Hand und bezahlten. Cash und ohne Quittung. Die meisten Medien, darunter ein bekannter deutscher Privat-TV-Sender, gingen in höchstem Maße unverantwortlich vor und stellten die vermeintlichen Täter mit laufenden Kameras an der Haustüre, ohne zuvor die Behörden informiert zu haben. Bei den durch die zweifelhaften „Medienrecherchen" enttarnten Kinderporno-Konsumenten fanden die Beamten bei anschließenden Hausdurchsuchungen unter anderem Computer mit ausgebauten Festplatten. Beweise wurden vor dem Eintreffen der Polizei entsorgt oder zerstört, ein Täter war bereits auf der Flucht!

Diese sinnlosen, unüberlegten Aktionen von TV-Reportern werden bei Seminaren zur Fortbildung von Kriminalbeamten als abschreckendes Beispiel dafür benutzt, wie eine Zusammenarbeit mit Medien nicht funktionieren kann. Immer wieder habe ich bei Vorträgen darauf hingewiesen, dass es auch anderes geht. Im besten Fall können Interessen von Journalisten und Fahndern Hand in Hand gehen. Da es den Cybercops durch zahlreiche Gesetze nahezu unmöglich ist, in vielen Fällen Beweise zu sammeln, kann Recherchematerial – wie ich es in den vergangenen Jahren häufiger dem BKA in Wiesbaden übergeben habe – zur Einleitung eines Ermittlungsverfahrens ausreichen. Dass in so besonderen Fällen nach Absprache mit den Fahndern Staatsanwaltschaften auch auf die Bedürfnisse und Interessen von Journalisten bei der Vermarktung der Story Rücksicht nehmen, ist üblich. Nicht selten ist zu beobachten, dass eine intensive Medienberichterstattung wie im Fall „Marion" eine deutliche Auswirkung – nämlich eine Erhöhung – auf das Strafausmaß hatte.

„Ich kann euch nur eines sagen: Ich habe meine vier Jahre alte Tochter gestern geleckt, und nach zwei Minuten schmeckte sie richtig gut. Dann bekam sie ein heißes, rotes Gesicht und hatte einen Orgasmus. Glaubt mir das!"

Unbekannter Poster eines BBS

In Karlsruhe geht es gemütlich zu. Vor allem wenn es um Kindesmissbrauch und Kinderpornografie geht, schläft die Staatsanwaltschaft. Die Geschichte von Marie* und ihrem unnötigerweise um zwei Jahre längeren Martyrium sollte im Gedächtnis jedes Staatsanwalts bleiben.

Zwei Jahre lang tauchten immer wieder neue Fotos eines Mädchens im Alter von etwa zehn Jahren auf. Der Großteil der Aufnahmen war nicht kinderpornografisch, da das Mädchen transparente Slips trug. Die Machart der Bilder ließ jedoch keinen Zweifel zu, dass Marie – diesen Namen gab der Täter seiner Fotoserie – auch sexuell missbraucht wurde. Dies bestätigten einige Experten, denen ich die Fotos zeigte. Die Wohnung, in der sich das Unfassbare abspielte, wirkte verwahrlost. Das Kind war schlecht gekleidet und wies etliche Verletzungen auf. Sogar für den Tausch von Nacktbildern warb Marie auf einem Foto: In der Hand hielt sie einen Computerausdruck und fordert andere Mädchen auf, eigene Fotos an eine anonyme Mail-Adresse des Anbieters „gmx" zu schicken.

Die Geschichte des „Falls Marie" zeigt die Probleme und den Unwillen mancher Staatsanwälte ganz besonders deutlich:
Bereits im Juni/Juli 2000 wiesen Beamte des Landeskriminalamts Düsseldorf die Staatsanwaltschaft in Karlsruhe auf einen Täter hin, der auf jeden Fall Kinderpornografie verbreitete und besaß. Der Verdacht lag nahe, dass es auch zu sexuellen Übergriffen auf das Mädchen Marie, die Tochter seiner Lebensgefährtin, gekommen war. Zwar war der vermeintliche Fotograf, Volker O. aus Baden-Württemberg, schnell ermittelt, das Verfahren wurde dennoch eingestellt.

Weitere Bilder von Marie tauchten auf, darunter eines mit der Aufforderung: „Wer tauscht digitale Fotos seiner Tochter?". Der Täter hatte die Bilder wieder selbst samt seiner anonymen E-Mail-Adresse beim Anbieter „gmx" in Newsgroups gepostet. Wieder versagte die zuständige Staatsanwältin, ein Verfahren wegen des Verdachts des Kindesmissbrauchs wurde erneut eingestellt. Die Fotos waren nicht Beweis genug. Weitere Ermittlungen ergaben jedoch neuerliche Verdachtsmomente, so dass Volker O.

im November 2000 endlich doch verhaftet wurde. Wie bei einem Ersttäter üblich, fiel das Urteil milde aus: Zu lediglich 18 Monaten bedingter Haft wurde der Kinderschänder verurteilt!

Das unfassbare Martyrium Maries hatte damit freilich noch kein Ende. Kaum war das bedingte Urteil gesprochen, missbrauchte Volker O. Marie weiter. Und zwar eineinhalb Jahre lang ...

Erst später tauchten in Dänemark Fotos von Marie auf - zum ersten Mal harte Kinderpornografie. Endlich – im Jänner 2002 – handelte die Staatsanwaltschaft in Karlsruhe erneut, dieses Mal war die Beweislage erdrückend. Das Versagen der deutschen Staatsanwältin zeigt die ganze Tragweite des „Falls Marie“:
Der Haupttäter, ein 35-jähriger Mann aus Bruchsal, war eine angeblich platonische Freundschaft zu Maries Mutter eingegangen, Maries Vater war bereits 1999 verstorben. Der neue Freund zog in die Wohnung der Frau ein, und der sexuelle Missbrauch des kleinen Mädchens begann. Später stellte sich heraus, dass der Kriminelle auch mit einem dänischen Staatsbürger und zwei Schweizern in Kontakt stand, die Kinderpornos hergestellt hatten. Beinahe zwei Jahre lang konnten die Täter mehrere Kinder schänden, obwohl sie längst angezeigt waren. Ein Justizskandal, der von den Medien nie mit den verdienten Schlagzeilen bedacht wurde.

Der deutsche Haupttäter Volker O. war bereits im Jahr 2000 wegen eines einschlägigen Delikts zu einer bedingten Haftstrafe von 18 Monaten verurteilt worden. Er missbrauchte Marie weiter. Seit Mitte Jänner 2002 sitzt der 35-Jährige nun wieder im Gefängnis, das er so bald nicht mehr verlassen wird.

Im Zuge der Aufdeckung des „Falls Marie“ wurden insgesamt sechs Kinderschänder und Kinderporno-Produzenten ausgeforscht. Ein toller Erfolg für die Cybercops in Wiesbaden, der zumindest bisher in einem Fall eine harte Haftstrafe zur Folge hatte. Volker O. aus Baden- Württemberg wurde wegen sexuellen Missbrauchs von Marie zu fünf Jahren Gefängnis verurteilt. Es bleibt zu hoffen, dass Volker O. nach seiner Haftentlassung weiter unter ständiger Kontrolle der Behörden bleibt. Er könnte zu einem jener Wiederholungstäter werden, die beim nächsten Mal wegen Kindesmords nach einer Kinderschändung vor Gericht stehen!

*Name des Kindes zu dessen Schutz geändert

„Meine Freunde, mein Leben als Pädophiler hat mich zum Trinken gebracht, ich habe Drogen genommen, einen Mord begangen, Beamte bestochen. Meine Frau hat mich verlassen, mein Hund hat mich gebissen. Mein Auto wurde am Firmenparkplatz in die Luft gesprengt, und ich bin kurz davor, mich umzubringen. Macht es gut, ihr anderen bösen Menschen. Lobet den Herrn und lernt die Verschlungenheit eurer Wege kennen."

„guilt less", ein überführter Kinderschänder aus den USA

Jeder einzelne Fall von sexuellem Missbrauch ist ein Verbrechen, die Dunkelziffer ist nicht abschätzbar und zweifelsohne sehr hoch. Vor allem wenn die Vergewaltigung von Kindern durch dabei produzierte Pornofotos und -videos bis ins kleinste Detail drastisch dokumentiert ist, bekommen genau jene Dunkelziffern Gesichter, Namen, ein Alter, einen Wohnort und eine Geschichte. Und sie bekommen mit der Verbreitung der Zeugnisse ihres Schicksals auch eine Chance, als Opfer ausgeforscht zu werden und damit endlich einem möglichen, über Jahre andauernden Missbrauch zu entgehen. Dass diese Möglichkeit besteht, zeigte der Fall „Marion" im Jahr 1999.

Doch es existiert auch die andere, brutalere Seite. Wenn von einem Opfer über Jahre hinweg Kinderpornos auftauchen und einen langen, mit Vergewaltigungen und Misshandlungen gepflasterten Leidensweg dokumentieren, wenn alle Bemühungen von Behörden zur Aufdeckung des Verbrechens fehlschlagen, bleibt am Ende zumeist nur ohnmächtige Hilflosigkeit. In diesen Fällen gehen die Täter üblicherweise äußerst vorsichtig vor und hinterlassen keine Spuren in ihren abartigen Fotos und Videos oder machen potenzielle Beweise mittels Computerprogrammen dauerhaft unbrauchbar.

Einer der brutalsten und schockierendsten Missbrauchsfälle, den ich in den Jahren meiner Recherchen im Internet verfolgt habe, spielte sich Ende der 90er-Jahre in den Vereinigten Staaten ab:
Ein kleines Mädchen wird vor der Kamera vergewaltigt. Vermutlich zwei Männer missbrauchen das Kind namens Vicky immer wieder vor laufender Videokamera. Um keine körperlichen Spuren an der Vagina ihres Opfers zu hinterlassen, zwingen sie das Kind zu Oral- und Analsex. Vicky ist etwa zehn oder elf Jahre alt, und für sie ist das perverse Treiben vor der Kamera nichts Neues mehr. In bis zu dreißig Minuten langen Sexszenen

zeigt sie sich als williges Opfer. Experten wissen, dass Kinder, die über einen langen Zeitraum hinweg misshandelt werden, ihren Missbrauch als etwas völlig Normales betrachten. Der Inzest mit dem Vater ist in diesem Fall kaum mehr als ein weiteres „Kinderspiel". Erst in der Pubertät erkennen die Opfer voller Entsetzen, dass sie jahrelang die perversen Gelüste Pädophiler befriedigt haben.

Die Vergewaltiger von Vicky – vermutlich zwei Männer zwischen 30 und 50 Jahren – gehen besonders brutal vor. Noch heute tauchen im Internet neue Videosequenzen auf, die das Martyrium des Mädchens in einer Gesamtlänge von mittlerweile mehr als 200 Minuten dokumentieren. Wie viele Stunden Videomaterial tatsächlich entstanden sind, kann nicht einmal annähernd geschätzt werden. Im Lauf der Zeit denken sich Vickys Peiniger immer neue Abartigkeiten aus.

„The Beginning" nennt sich eines der Videos, das Vickys Missbrauch einer weltweiten Kundschaft zugänglich macht. Zu Beginn ist das kleine Mädchen noch voll bekleidet, ehe sie sich zu den Britney-Spears-Hits „...Hit Me One More Time" und „Sometimes" auszieht. Dies ist einer der wenigen Sachbeweise: Das Video kann nicht vor dem Jahr 1999 (dem Veröffentlichungsjahr der CD des amerikanischen Teenie-Stars) entstanden sein. Danach beginnt das Unvorstellbare – das Mädchen befriedigt einen Mann, vermutlich ihren Vater, oral, danach dringt dieser anal in das Kind ein. Vicky weint oder schreit kein einziges Mal. Trotz der lauten Musikuntermalung der Videos, das mit einer modernen Digitalkamera gedreht wurde, sind einige Gesprächsfetzen zu verstehen. Es wird englisch gesprochen. Wie in einer professionellen Pornoproduktion entspinnt sich ein Gespräch zwischen dem Täter und seinem Opfer, bevor der Mann schließlich in Vickys Mund ejakuliert.

Möglicherweise dient Vicky auch anderen Männern als Sexspielzeug; zumindest wurde ungeniert nach männlichem Anschluss gesucht. Auf einigen Fotos, die in Newsgroups aufgetaucht sind, hält das Mädchen ein Schild mit der Aufschrift: *„Hi! Come play with us! NW-USA-dad & dau* (Anm.: daughter) *"* – *„Hallo! Komm, spiel mit uns! Vater und Tochter aus dem Nordwesten der USA suchen Anschluss"*. Dabei liegt sie liegt auf einem Bett und befriedigt einen Mann oral.

Ein anderes Mal wird ein Sado-Maso-Spiel inszeniert. Mit gefesselten Armen und einer Augenbinde muss das Mädchen einen Mann oral befriedigen, danach vergeht er sich an ihr, während ihre Hände ans Bett gefesselt sind. Das Kind lässt alles über sich ergehen und „spielt" sogar mit!

Die Täter sind sehr clever. Vicky wird vermutlich in einem Motel- oder Hotelzimmer missbraucht. Möbel, Sessel und zum Teil auch Wände sind mit großen Tüchern abgedeckt, so dass kein einziger konkreter Hinweis auf den Tatort erkennbar ist. Zudem wurden alle Videos von den Produzenten digital nachbearbeitet und Körperteile bzw. Gesichter der Täter mit einem Computerprogramm abgedeckt. Der Verdacht liegt nahe, dass die Videos im großen Stil kommerziell vermarktet werden. Im Internet bezahlen interessierte Kunden tausende Euro für technisch derart hochwertige Kinderpornos.

Dass dieselben Täter weitere Opfer auf dem Gewissen haben, zeigt ein – nach österreichischem und deutschem Recht – sogar legales Machwerk: In einem Badezimmer animiert Vicky ein zweites, etwas jüngeres Mädchen, sich auszuziehen. Dies ist der einzige konkrete Ansatz, der auf eine größere Tätergruppe schließen lässt, denn in Kinderschänderkreisen ist es nicht unüblich, Kinder untereinander zum Sex „auszutauschen".

Im Fall „Vicky" haben die Täter sämtliche Vorsichtsmaßnahmen bedacht. Bis heute ist Vicky nicht mehr als ein weiteres ungeklärtes Schicksal unter zahllosen anderen. Möglicherweise bleibt dieser Bericht gemeinsam mit einer Hand voll Polizeiakten und den Videos der Schändung des Kindes das einzige Dokument von Vickys Martyrium. Vielleicht ist sie längst von ihren Peinigern ermordet worden. Heute gilt Vicky in der Pädophilenszene als einer der Superstars unter den minderjährigen Porno-Opfern. Für mich ist dieser Fall eine Geschichte mit einem traurigen Ende, das bis heute alle Fragen offen lässt.

„Ich bin nicht der Meinung, dass wir eine der größten Minderheiten auf der Welt sind. Ich sage: Wir sind die größte Mehrheit! Ich meine, es gibt nur zwei Arten von Menschen auf dieser Welt. Jene, die die Wahrheit sagen und zugeben, Pädophile zu sein, und jene, die es verleugnen. Gleichzeitig schielen sie aber ständig unter den Rock der zehnjährigen Nachbarstochter."

„baldpubes", BBS-Poster

Eines der heiligsten Güter der US-Amerikaner stellt jener Artikel der Verfassung dar, der die Meinungsfreiheit schützt. Auf diesem Grundsatz basieren große Teile der US-Demokratie und des politischen Apparates. Auf das Internet und hier im Besonderen auf Newsserver angewandt, heißt das: Niemand macht sich strafbar, der anderen Menschen eine Plattform zur freien Meinungsäußerung zur Verfügung stellt. Dies gilt für alle Themengebiete, die über die Server der meist kommerziellen Anbieter laufen, denn sie sind nicht zur Kontrolle (bzw. Zensur) der Inhalte verpflichtet. Dies gilt auch für illegale Inhalte von nationalsozialistischer Wiederbetätigung, Kinderpornografie, Sodomie bis hin zu so genannten rassistischen Hass-Gruppen („Hate Groups").

Die (derzeitige) Auslegung der US-Verfassung macht es zwar nicht unmöglich, auf den Inhalt oder auf Kundendaten von Newsservern zuzugreifen oder sie lahm zu legen, es erschwert sie allerdings. Und genau das ermöglicht erst die Existenz von Kinderporno-Newsgroups. Kunden, die meist ein geringes monatliches Entgelt von ca. 15 Euro bezahlen, sind vor Verfolgung durch die Behörden geschützt. Der News-Anbieter ist zur Herausgabe der Daten seiner User nicht verpflichtet, sondern würde sich nach amerikanischem Recht sogar strafbar machen! Das schließt natürlich nicht jene Daten ein, die der Verfasser eines Postings in einer Newsgroup selbst veröffentlicht.

Hinter dieser Auslegung der amerikanischen Verfassung verschanzen sich die Anbieter kommerzieller Newsserver, die in ihrer Werbung aggressiv auf die Verfügbarkeit von illegalen Themen wie Rassismus, Nationalsozialismus und besonders häufig von Kinderpornografie hinweisen. Das gesetzliche Verbot für Werbung für Kinderpornografie in den USA im Jahr 1986 (US Child Sexual Abuse and Pornography Act) und die Verschärfung dieses Verbots im Jahr 1999 (Protection of Children From Sexual Predators Act) war aus heutiger Sicht deshalb reine Kosmetik - Gesetze, die selbst in den restriktiven USA kaum umgesetzt werden!

Einen herben Rückschlag im Kampf gegen die Kinderpornografie stellt die Aufhebung eines Gesetzes durch das US-Höchstgericht dar: 1996 wurde es verboten, mit Computerprogrammen „gefälschte“ Kinderpornos herzustellen. Dies stellt mit modernster Software keinerlei Problem dar und liefert ausgesprochen realistische Ergebnisse. Als Ausgangspunkt dient ein virtuelles Skelett eins Menschen, Vorlagen werden beim Kauf der Software mitgeliefert. Es gibt Frauen, Männer und Kinder jeden Alters, das digitale „Rohmodell“ ist zu Beginn nackt. Danach bestimmt der User die körperliche Erscheinung, Haarfarbe, Augenfarbe etc. und kann so seinen „Traumkörper“ formen. Anschließend kann der virtuelle (Porno-) Darsteller beliebig animiert – also bewegt – werden. Die Körpervorlagen des Programms sind derart genau, dass Einzelheiten der Genitalien ebenfalls zu sehen sind. Folglich kann so ein virtueller Kinderporno nach den Wünschen des Konsumenten geschaffen werden. Das angesprochene Gesetz wurde im April 2002 aufgehoben, und US-Justizminister Ashcroft kündigte an, es werde rasch einen Ersatz dafür geben. Auch hier steht eine fragwürdige Praxis in der Pornoproduktion unter dem Schutz der US-Verfassung. Denn es kommt ja niemand „wirklich“ zu Schaden – so die Argumentation.

Das pikante juristische Detail des amerikanischen Rechts: Ein Täter – in diesem Fall ein Hersteller oder Besitzer eines solchen digital „gefälschten“ Kinderpornos – kann nicht zur Verantwortung gezogen werden. Es gibt kein reales Opfer, folglich also auch keine reale Tat und damit keinen realen Täter. Damit ist den Behörden auf Basis der derzeit geltenden US-Gesetze jede Grundlage für eine Bestrafung entzogen.

In der Konsequenz führt diese Auslegung des US-Strafrechts seither zu weiteren Problemen. In jedem Fall des Besitzes, der Verbreitung und der Herstellung von Kinderpornos muss der stichhaltige Beweis erbracht werden, dass es sich nicht um „bloßen“ virtuellen Kindersex handelt, sondern dass zur Herstellung reale Personen (Kinder) benutzt wurden.

Hinter der freizügigen Auslegung der US-Verfassung verschanzten sich schon die ersten Kinderpornografen im damals noch „jungen Internet“, deren Existenz bereits Ende der 80er-Jahre dokumentiert wurde. Damals wie heute stehen Bulletin Boards (BBS) im Zentrum des Interesses, die eben durch die Freiheit der Meinungsäußerung zur Plattform von

Kinderpornografen und Kinderschändern geworden sind. Durch sie kann jeder User, der die zumeist gut verborgene Adresse der „virtuellen Pinwände" findet, Informationen an andere weitergeben. Vor allem dort werden Geschäfte mit minderjährigen Sexpartnern angebahnt, Videos ge- und verkauft und persönliche Geschichten ausgetauscht.

In Österreich und Deutschland sieht die Gesetzeslage anders aus. In Deutschland muss der Internet-Serviceanbieter (ISP) dafür sorgen, dass illegale Inhalte von seinen Computern gelöscht werden, wenn er davon Kenntnis erhält, während in Österreich das Problem noch immer nicht eindeutig geklärt ist: Ist ein ISP dafür verantwortlich, dass seine Dienstleistungen zum Transport von Kinderpornos eingesetzt werden?

Es ist zumindest technisch mit wenigen Programmzeilen und geringen Kosten in wenigen Minuten möglich, einschlägige Newsgroups und Internet-Seiten aus dem Angebot zu nehmen, so dass sie für die interessierte Klientel nicht mehr erreichbar sind. Deshalb sind in den vergangenen Jahren Kinderporno-Newsgroups nahezu gänzlich von europäischen Servern verschwunden.

Eindeutige Texte stehen unter US-Verfassungsschutz

Wem der Sinn nach erotischer Literatur steht, der kommt im Internet ebenfalls nicht zu kurz. Für sämtliche Sex-Spielarten gibt es Kurzgeschichten, Essays und sogar Texte über mehrere Dutzend Seiten, beinahe ganze Romane. Natürlich wird auch an die pädophile Klientel gedacht ...

War es zu Beginn ausschließlich eine Hand voll Newsgroups, die sich den erotischen Fantasien von Kinderschändern widmete, kamen bald hunderte, meist private, Websites hinzu. Es wurden sogar eigene Archive angelegt, in denen pornografische Geschichten angeboten werden. Mittlerweile existieren im Cyberspace sowohl Gratis-Bibliotheken als auch kostenpflichtige Web-Sites.

Mehrere tausend Textbeiträge mit eindeutig pädophilen Titeln ergibt meine Stichwortsuche in einem der größten Archive von Pornotexten. Dieses Archiv existiert seit mindestens vier Jahren ohne Beanstandung durch die Behörden und wird von den Machern und durch Spenden von Usern finanziert.

 Die pädophilen Fantasien fallen in eine gesetzliche Grauzone. Mir ist kein Urteil bekannt, bei dem ein Besitzer von Kinderporno-Texten verurteilt wurde. Bei der Lektüre dieser Literatur der besonderen Art fällt die detaillierte Schilderung von Missbrauchshandlungen an Kindern auf. Viele der Geschichten können eigentlich nicht frei erfunden sein – zu drastisch ist die Erzählform, zu genau werden das soziale Umfeld und das Leben der Täter und Opfer beschrieben, zu tief sind die Einblicke in die kranken Gehirne der Verfasser. Sie schreiben, was normale Menschen nicht einmal zu denken vermögen. Vielmehr drängt sich der Verdacht auf, dass hier Kinderschänder ungeschminkt über ihre Taten berichten. Wird hier nicht sogar indirekt zur Schändung von Kindern aufgerufen? Zumindest offenbaren die Texte abartigste Fantasien, Spielarten von Sex mit Kindern in allen Variationen. Sogar von einer fiktiven Ferieninsel wird erzählt, auf der Kinder jeden Alters nackt herumlaufen und den zahlenden Gästen als Sexsklaven zur Verfügung stehen müssen. Oder vom Turnlehrer, der sich im Unterricht mit Sexspielen mit Schülerinnen vergnügt. Ganz zu schweigen von dem Millionenerben, der sich ein Schloss kauft und Dutzende Mädchen als „Privatprostituierte" hält, während er ihre Familien dafür bezahlt. Die Liste der absurden Themen ist endlos. Besonders häufig jedoch finden sich Erzählungen über Missbrauchsverhältnisse in der Familie, im Freundeskreis oder unter Nachbarn.

In den Vereinigten Staaten sind die dubiosen Werke ebenfalls unter dem Mantel der freien Meinungsäußerung geschützt! *„Während das Foto eines Eis leckenden, nackten Mädchens unter Strafe steht, dürfen Vergewaltigungsfantasien und Kindesmorde unter diesem Schutz verbreitet werden"*, folgert Philip Jenkins in seinem Werk „Beyond Tolerance".

„Ich verstehe nicht, warum manche auf Snuff-Videos stehen, wo die Kinder beim Sex getötet werden. Wozu sie umbringen? Ficken wir sie doch einfach nur!"

Ein Mitglied der Kinderporno-Bande „W0nderland"

Bereits kurz nach der „Geburt" des Internet und der Entstehung der ersten Online-Dienste wie AOL oder Compuserve begann sich die digitale Welt aufzuteilen: In „klassische" Internet-Seiten (www) und alle damit verbundenen Dienstleistungen und Einkaufsmöglichkeiten, in digitale Kommunikation per E-Mail und in jene Seitenstraßen im Netz, die nur mit zusätzlicher Software jenseits der gängigen Internet-Browser oder E-Mail-Programme zugänglich sind. Um in Chat-Systeme wie dem IRC (Internet Relay Chat) zu gelangen, sind nicht nur eine eigene Gratis-Software nötig (der Zugang erfolgt über die normale Internet-Verbindung über Telefon bzw. Kabelanschluss), sondern auch Kenntnisse über das Benehmen im Netz, der so genannten „Netiquette". In den vergangenen Monaten etablierte sich mit dem ICQ-Kommunikationssystem eine ähnliche Plattform, die anonym von Millionen Usern weltweit genutzt wird.

Der IRC ist am besten mit einem Gasthaus vergleichbar, das viele Einzelräume und Tische besitzt. Jeder kann das Gasthaus betreten, aber nicht alle Räume und Tische stehen allen Gästen offen; für manche benötigt man eine Einladung, einen Bürgen (einen anderen User, der für den Neuen garantiert) oder eine Eintrittskarte in Form eines Passworts. Darüber hinaus kann jeder User ohne besondere Computerkenntnisse seinen eigenen Raum aufschließen und das Thema und den Zugang für andere nach seinen Richtlinien gestalten. Der „Besitzer" des Chatroom ist sein Erschaffer, sein oberster Herrscher und Richter. Die Mehrzahl der Chatrooms am IRC befasst sich mit harmlosen Themen. Von der Partnersuche über Gesprächsrunden der Freunde der Wellensittiche bis zu den Formel-Eins-Fans und Foren für ausgewanderte Österreicher – jeder kann seinen eigenen virtuellen Stammtisch einrichten. Zusätzlich ermöglichen die digitale Technik und eine simple Zusatz-Software nicht nur das Plaudern, sondern auch das Tauschen von digitalen Daten. Fotos, Videos, Musik-Files – oder eben Kinderporno-Bilder. Und natürlich Live-Bilder des Chat-Partners mit einer Webcam.

Im August 2002 zerschlugen die US-Behörden einen internationalen Pädophilenring. Mindestens 45 Kinder im Alter zwischen zwei und 14 Jahren sollen von 20 Tätern missbraucht worden sein. Erst im Internet war die „Interessensgemeinschaft" entstanden: Täter aus den USA, Deutschland, der Schweiz, den Niederlanden, Belgien, Dänemark und Großbritannien hatten sich regelmäßig in Chatrooms getroffen, selbst hergestellte Kinderpornos getauscht und über persönliche Erfahrungen beim Missbrauch gesprochen. Sogar Anleitungen, welche „Stellungen beim Sexualakt mit Kindern besonders interessant seien" wurden gegeben. Die „Operation Hamlet" beendete den Spuk, die Mädchen und Buben wurden in staatliche Obhut genommen.

Bereits bei meinen ersten Gehversuchen im Internet, etwa 1994/95, fand ich es erstaunlich, dass das Auffinden und der Einstieg in ein Chat-System mit eindeutigen Themen („preteensexpix", „lolitasex", „kidporn" etc.) sehr leicht war. Die Kontaktaufnahme war einfach, da der Cyberspace in seiner Gründerzeit und dem ersten Cyber-Goldrausch noch nicht ins Visier von Polizeibehörden geraten war. Das Bewegen im Chat und das Sammeln von Kinderporno-Bildern und Videos stellte keinerlei Problem dar, war zudem noch absolut anonym und in den ersten Jahren sicher, bevor sich das Interesse der Cybercops auch auf den IRC richtete. Erst später mussten die Betreiber von Kinderporno-Chats auf private Server – zumeist ihre eigenen Computer – oder in durch harmlose Codewörter getarnte Bereiche ausweichen. Es war bekannt geworden, dass sowohl Journalisten als auch „Hobby-Detektive" und die ersten Cybercops unvorsichtige Kinderporno-Konsumenten ausforschten und vor Gericht brachten.

Die rasante Weiterentwicklung sowohl von Hard- als auch Software ermöglichte es innerhalb weniger Jahre, dass der IRC zu den unvorstellbarsten Zwecken genutzt wurde. Verbunden durch den IRC-Privat-Chat gipfelte das perverse Treiben im von seinen Gründern als „Orchide Club" bezeichneten Chatroom. Vor seinem mit einer Webcam ausgestatteten PC missbrauchte der Amerikaner Ronald Riva ein Mädchen live im Internet, während seine perversen Freunde zusehen konnten! Über den Chat gaben andere Mitglieder der Bande Kommandos, was der Mann mit dem Mädchen machen sollte. Einige der Täter konnten später identifiziert werden, viele entkamen jedoch. Haupttäter Riva wurde zu einer Haftstrafe von mehreren hundert Jahren verurteilt, ohne die geringste Chance auf Entlassung! Bis heute tauchen Bilder dieses Live-Missbrauchs im Internet und in einschlägigen Newsgroups auf.

Da das Internet an Komplexität und nicht mehr zu kontrollierendem

Volumen zugenommen hat und ständig weiter expandiert, ist anzunehmen, dass der IRC, Chat-Plattformen aller Art und ICQ in Zukunft in noch größerem Ausmaß als Sammelbecken für Kriminelle dienen werden. Viele verstecken sich vor allem in scheinbar unverdächtigen Bereichen, wie schon der Titel „Orchide Club" (Orchideen-Club) beweist. Übrigens existieren sowohl in Chat-Bereichen als auch in Newsgroups tatsächlich etliche Gruppen, die sich seriös und ausführlich mit dem Thema Blumenzüchtung beschäftigen!

Vermutlich werden auch diverse Webcam-Systeme verwendet, um Live-Sex mit Kindern zu Computern in aller Welt zu transportieren. Das ist ein weiteres Millionen-Euro-Geschäft, wobei hier jegliches seriöses Zahlen- und Faktenmaterial fehlt. Der Live-Cybersex mit Kindern ist – auch für mich – ein unbekanntes Territorium: Auch hier müssen sich Regierungen und die Kommission der Europäischen Union Tatenlosigkeit vorwerfen lassen!

Die Zukunft sieht freilich noch düsterer aus. Erst vor wenigen Monaten tauchten in Kinderporno-Newsgroups die ersten Standfotos von Webcam-Sessions auf, bei denen Kinder sexuelle Handlungen an sich selbst vornehmen und mit ihrem Gegenüber Kontakt haben und/oder dessen Befehle und Kommandos ausführen. Auch Sex mit anderen Kindern und Erwachsenen ist dokumentiert. Dass die handelnden Mädchen und Buben Weiße sind, ist bisher der einzige konkrete Hinweis. Es gibt Verdachtsmomente, dass sich vor allem in Ländern des ehemaligen Ostblocks und besonders in Russland, der Ukraine und den baltischen Staaten ein äußerst blühender und lohnender Produktionsstandort für Kinderpornografie entwickelt hat, der auf die individuellen Wünsche der zahlungskräftigen Kundschaft eingeht. Kinderpornos werden sozusagen nach dem eigenen Drehbuch des Kunden gestaltet, bezahlt wird anonym über das Netz, wobei eine Kreditkarte dazu völlig ausreicht.
Vorsichtige Kinderporno-Kunden weichen auf Zahlungssysteme wie „Western Union" aus. Hier wird Geld an einem der unzähligen Standorte von Bahnhöfen bis zu Reisebüros in bar einbezahlt, der Empfänger hebt das Geld mittels Nummerncode kurze Zeit später ab, wobei Auftraggeber und Empfänger anonym bleiben. Ein ähnliches Finanzsystem wurde übrigens auch von der Terrororganisation Al Kaida benutzt, um den internationalen Geldtransfer an ihre Mitglieder zu verschleiern und die Anschläge vom 11. September 2001 vorzubereiten.

Im Prinzip sind alle Techniken und Angebote wie Fotoserien, Pornovideos oder Live-Webcam-Sex aus dem Bereich der legalen Pornografie auch auf die illegalen Kinderpornos übertragbar - ein krimineller Geschäftsbereich, dessen Ausmaße noch nicht abschätzbar sind. Wann immer eine neue Technik oder Software ihren Siegeszug im Internet antritt (wie z.B. mp3 oder digitale Videoformate wie .mpeg oder .avi), sind die Kinderpornografen an vorderster Front mit dabei. Sie sind die Ersten, die neue Software zur Verschlüsselung, Tarnung und Übermittlung von Daten nutzen. So sind sie den Behörden ständig einen Schritt voraus. Nur härtere Gesetze, neue Fahndungsmethoden und vor allem mehr Personal, Geld, Technik und Entwicklungsarbeit können ein weiteres Ausufern der internationalen Kinderporno-Szene verhindern!

Gerade durch die spektakulären Erfolge wie die „Operation Cathedral" oder „ARTUS" wird das Misstrauen in der Pädophilenszene heute immer größer. In Insider-Kreisen wird sogar angeregt, erst nach persönlichem Erstkontakt weitere illegale Aktivitäten über das Internet vorzunehmen – ein Schritt zurück in die Zeiten, als Kinderpornos auf Autobahnparkplätzen oder in dunklen Ecken und schäbigen Sex-Shops unter dem Ladentisch getauscht und gekauft wurden.

„Wir sind gar keine kleine Randgruppe, wie wir immer glauben. Unser Interesse gab es schon immer in allen Zivilisationen. Zeugnisse gibt es in der Literatur. Es gibt Kinderbordelle in Europa und Asien und Tonnen an Kinderpornos aus den vergangenen 100 Jahren. In der Geschichte der USA konnten wir unseren Neigungen immer völlig frei nachgehen. Bis vor kurzem!"

User „J.L.Byrd" versucht eine Rechtfertigung für „Kinderliebe"

Vor sieben oder acht Jahren war das Internet ein Spielplatz von Idealisten, Computerfreaks und Anarchisten, die die grenzenlose Freiheit und die absolute Anonymität im wachsenden Cyberspace schätzten. Und sie genossen vor allem zum ersten Mal in der Geschichte die Möglichkeit, weltweit mit anderen Menschen zu kommunizieren, Meinungen und Informationen ohne Beschränkungen auszutauschen. Das Internet sollte vor allem die Demokratie und die Meinungsfreiheit fördern. Ich erinnere mich noch an eine Diskussion mit einem Kollegen, der meinte, das Internet würde nie kommerziell interessant werden, sondern bliebe ein Spielplatz für Erotik-Surfer. Ähnlich belächelt wurde es von Behörden und der Gesellschaft.

Im Schutz dieser Vernachlässigung durch Kontrollen jeder Art konnte sich der IRC als weltweite Plattform für User etablieren. Hier bekam jedermann kostenlos Zugang zu einem Chat-System ohne jegliche Registrierung – ein erstes Sammelbecken der Internet-Community war geboren. Für das Regelwerk, das ein Zusammenleben im Chat möglich machte, und für seine Umsetzung durch Anführer („Operators") waren die User selbst verantwortlich. Zu dieser Zeit waren Chats auf Internet-Seiten, wie sie heute überall angeboten werden, übrigens technisch noch nicht möglich.

Schon in der Frühzeit des IRC hatten sich zahlreiche Pornokanäle gebildet, wobei sich einige davon ausschließlich mit Kinderpornografie beschäftigten. Ein harter Kern von etwa 30 Personen aus Europa, Nordamerika, Japan und Australien hatte eine Struktur gebildet, die kriminellen Organisationen wie der Mafia in nichts nachsteht. Es wurde ein schriftliches Regelwerk verfasst, Positionen und Aufgaben verteilt, Beitrittskriterien mittels Abstimmung durch wahlberechtigte User und die Bandenchefs („Operators" oder „Ops") beschlossen. Praktisch wie in einem Verein von Briefmarkensammlern wurden Besprechungen abgehalten, über Mitglieder zu Gericht gesessen, Mitglieder aufgenommen oder ausgestoßen. Ein besonders wichtiger Punkt bei digitalen Besprechungen war die Sicherheit der Bande. Ständig wurden neue Sicherheitsnetze eingezogen, Passwörter unablässig verändert und zur „Bewachung" des Kanals selbstständig reagierende Programme (Bots) eingesetzt, die von den Mitgliedern selbst programmiert oder zumindest gekonnt adaptiert wurden. Unter den Operators gab es genügend Computerexperten. Diese Wächterprogramme sicherten registrierten Mitgliedern den Zugang und verhinderten, dass ungebetene Gäste sich einfinden oder „feindliche Kräfte" dem Kanal schaden konnten. Der Kanal, in dem auch ich seit seiner Abspaltung vom öffentlichen Teil des IRC mit dabei war und eine leitende Position als Operator einnahm, hieß „W0nderland" – Wunderland.

Nächtelang saß ich am Computer und verfolgte das Geschehen im Kinderporno-Plauderstübchen. Nur durch meine Rolle als Gründungsmitglied war es mir möglich, ohne Gegenleistung einschlägige Daten von vielen Mitgliedern zu bekommen: Sie erlaubten mir Zugang zu all ihren Daten, darunter auch zu selbst produzierten Videos und Fotos, die sie beim Missbrauch von Kindern zeigten. Zeugnisse der Qualen ihrer Töchter und Söhne, der Kinder von Bekannten oder bezahlten Sex-Sklaven. Derbe Scherze gehören zum Alltag. *„Warum denn Kinder bei Pornoproduktionen umbringen?"*, stellte ein Mitglied zum Thema „Snuff Videos" (Anm.: hierbei sollen Menschen vor laufender Kamera beim Sex getötet werden, ein Beweis dafür wurde bisher jedoch noch nie gefunden) fest. *„Es reicht doch, wenn sie richtig vergewaltigt werden!"*, war die Antwort. Ein Gesprächsfetzen, der einen Einblick in die kranken Charaktere gewährt.

Je länger der Kanal „W0nderland" existierte, desto enger wurde das Vertrauensverhältnis zwischen den Mitgliedern. Man tauschte Telefonnummern und Adressen aus, enthüllte seine wahre Identität abseits der Cyberworld und verriet Persönliches. Hinter allen durch Nicknames geschützten Individuen tauchten Menschen aus dem Datennebel auf, jeder mit einem Namen, einer Geschichte, einem Schicksal. Das Band, das beinahe 100 Mitglieder aus aller Welt zusammenschweißte: Das Interesse an Kinderpornos und – bei der Hälfte der User – der ausdrückliche Wunsch nach Sex mit Kindern. *„Das Netz ist großartig, es gibt ständig neue Bilder zu tauschen. Es saugt dich in sich hinein, es ist eine eigene Welt für sich"*, erklärte der verurteilte britische Kinderpornograf David H. in einer Dokumentation der BBC. Auch er war ein „W0nderland"-Mitglied, das mir jahrelang als einer der aktivsten Sammler bekannt war.

Schon einige Monate zuvor hatte ich in den Vorläufer-Chats von „W0nderland“ Basisrecherchen angestellt. Wie funktioniert das System, wie ist die Rangordnung, wer ist Konsument, wer Produzent, wer selbst Missbraucher? Durch einen Zufall, dessen Tragweite ich erst Monate später erkennen sollte, lernte ich jemanden kennen, dessen Aufgabe darin bestand, sich um Neueinsteiger zu kümmern. Er öffnete seinen Computer für mich, so dass ich praktisch ohne Beschränkung Unmengen mir bis dahin unbekannter Kinderpornos aller Art von seinem Rechner auf meinen PC kopieren konnte. Allein die Sichtung der Fotos nach dem ersten Tag im Chat-Netzwerk machte mich sprachlos. Nicht einmal in meinen schlimmsten Albträumen hätte ich mir ausmalen können, dass es zum einen eine so große Anzahl an Fotos und Videos von Vergewaltigungen von Kindern gibt, und wie leicht es zum anderen ist, in den Besitz dieser Dokumente des Grauens zu gelangen! Der stattliche Grundstock an Kinderpornos, den ich nun mein Eigen nannte, brachte mich erst in die Position, als „einer von ihnen“ zu gelten und mich später in der „W0nderland“-Hierarchie hochzuarbeiten, um alle Details des Kanals und seine Funktionsweise zu verstehen.

Der Erstkontakt war aber nur die Spitze eines Eisbergs, dessen wahre Dimensionen auch heute nicht absehbar sind. Die Nachfrage nach neuen Bildern, die Mädchen und Buben bei noch abartigeren sexuellen Handlungen zeigen, steigt von Tag zu Tag, ebenso wie die Anzahl der verzweifelt nach Kindersex suchenden Usern. Einzig neues Material, neue Bilder von neuen Kindern für die zahlungswillige Klientel ist gute Ware!

Völlig gefesselt von diesem Thema und den Mechanismen, die das Kinderpornografen-Netzwerk beherrschen, verbrachte ich beinahe jede freie Minute im Internet. Das hier könnte die größte Story meines Lebens werden! Ich müsste lügen, wenn ich behaupten würde, der Kick, realen Kriminellen „gegenüberzusitzen“, ihre Gedanken und Taten zu kennen und Beweise gegen sie zu sammeln, hätte keine Rolle für mein intensives Engagement gespielt. Es ist ein modernes Räuber-und- Gendarm-Spiel mit realem – tragischem! – Hintergrund.

Eines Abends tauchte in „meinem“ Kanal eine mir sehr vertraute Endung der Kennung eines Users auf. Denn egal, in welchem Land sich ein User ins Internet einwählt, erhält er eine Länderkennung: „.de“ für Deutschland, „.it“ für Italien, „.ch“ für die Schweiz oder „.at“ für Österreich. Es sei denn, man verwendet eine aufwändige Tarnungssoftware. Hinter dem

 Nickname des neuen Besuchers unseres Kanals stand ein „.at“! Endlich, denn bisher war mir kein einziger Österreicher im Chat-System begegnet. Ein entscheidender Punkt bei der Recherche einer Geschichte: Ohne direkten Lokalbezug ist eine Story nur die Hälfte beziehungsweise überhaupt nichts wert. Nach kurzer Hin und Her stellte sich jedoch schnell heraus, dass wir beide Journalisten waren ...

In den folgenden Monaten und Jahren entwickelte sich eine erfolgreiche Arbeitsgemeinschaft mit meinem Kollegen – der Beginn vom Ende von „W0nderland“ und zahlreichen anderen Kinderporno-Netzwerken.

* Recherchemitarbeit: Gerhard Kahofer

„Die Gesichter von tausenden Kindern bleiben unbekannt, sie sind Opfer von sexuellem Missbrauch. In einer dunklen Unterwelt tauschten Pädophile im Internet Bilder davon in einem Club, den sie ‚W0nderland' nannten. Viele gingen auf Raubzüge, um Kinder zu fangen und solche zu finden, die ihre Bedürfnisse und die ihrer Freunde befriedigten."

TV-Journalistin Jane Corbin, BBC, in einer Dokumentation 2001

Der IRC besitzt eine ausgesprochen anarchische, manchmal auch eine ausgesprochen diktatorische oder demokratische Struktur. Zum einen kann jeder User seinen eigenen Chatroom eröffnen, zum anderen bestimmt er sich selbst, wenn er das möchte, zum absoluten, obersten Herrscher oder lässt demokratische Strukturen zu. Natürlich tauchten im IRC schon bald Banden auf, die wie Piraten fremde Chatrooms überfielen, die Kontrolle an sich rissen, die User ärgerten oder sogar aus dem Netz verdrängten, indem sie deren Leitung kappten. Dies gelingt mit einer Spezial-Software, die die Datenverbindung oder den Computer der Zielperson überlastet und damit lahm legt. Porno-Chats und vor allem Kinderporno-Chats waren beliebte Ziele der Cyber-Piraten. Durch die Tarnung des Kanals mit einem unverfänglichen Titel konnte nur eine minimale Sicherheit gegen Überfälle gewährleistet werden. Später sorgten Wächterprogramme, die bekannte Mitglieder des Chats ohne die Hilfe eines Channel-Führers („Operators") eindeutig identifizieren konnten, für beinahe hundertprozentige Sicherheit. Die Gefahr von verdeckten Ermittlern und besonders die des Einsickerns von „agents provocateurs", die sich als aktive Mitglieder des Chats tarnten, wurde geringer, blieb jedoch eine ständige Bedrohung. Meine verdeckte Existenz war der eindeutige Beweis, dass der Cyberspace niemals ganz sicher sein würde.

Das Regelwerk, das den Zugang zum Kinderporno-"W0nderland" schützen sollte und das „friedliche Miteinander" sicherte, wurde im Laufe der Monate zu einer Art Gesetzestext. Folgende Auszüge aus der „Gesetzgebung" von „W0nderland" stammen vom 26. Dezember 1997. Offensichtlich nutzten einige Mitglieder die freien Weihnachtstage, um die Zukunft ihrer sexuellen Fantasien besser zu organisieren.

„Regeln und Anleitungen zu „W0nderland". Nur eine Hand voll, trotzdem ist es wichtig, sie zu kennen. Überarbeitung fertig gestellt am 26.12.1997.

REGELN FÜR KINDERPORNOGRAFEN*

Diese Regeln basieren auf dem gesunden Menschenverstand und werden von jedem Tauschpartner befolgt. Sie gelten nicht unbedingt für jeden Kanal auf dem Voyager-Server (Anm.: ein privater Server, der pädophiler Klientel unentgeltlich eine Plattform geboten hat), sondern ausnahmslos im „W0nderland"-Kanal. Alle Fragen sind an das Personal des Voyager-Servers zu richten.

1. Beim Betreten des Kanals ist eine Anmeldung bei einem der Wächterprogramme (Bots) wie Alice nötig. Sollte Alice nicht verfügbar sein, benutzt bitte Sandra (Anm.: ein weiterer Bot). Das dient Deiner eigenen Sicherheit und dazu, dass alle wissen dass Du hierher gehörst. Wer diese Regel häufiger verletzt, wird mit Rangherabsetzung bestraft.
2. Wenn Du jemanden Fremden in den Kanal einladen willst, brauchst Du das Einverständnis von mindestens zwei Operators (Anm.: ranghohe Mitglieder). Eine Missachtung dieser Regel kann zum Ausschluss führen.
3. Das Tauschen von Snuff-Bildern (Anm.: Fotos, auf denen Kinder bei sexuellen Handlungen getötet werden) oder ähnlichem Material ist untersagt. Bei Verstößen erfolgt der sofortige und endgültige Ausschluss. Keine Ausnahmen.
4. Wenn Du in den Kanal kommst, benimm Dich. Hier sind alle gleich, deshalb muss jeder auch so behandelt werden. Streitigkeiten sind nicht öffentlich auszutragen.
5. Die Existenz dieses Kanals darf nirgendwo beworben werden, weder in Newsgroups noch in öffentlichen Chatrooms. Solltest Du einen vielversprechenden Tauschpartner kennen lernen, dann lade ihn entsprechend der Regel 2 in den Kanal ein.
6. Bitte verwendet im Kanaltitel keine Wörter, die auf Kinder hinweisen.
7. Sollte der Voyager-Server nicht funktionieren, sind folgende Prozeduren einzuleiten und zu befolgen. (Anm.: Es folgt eine lange Liste technischer Details)
8. Streite niemals mit einem Operator. Sie garantieren und überwachen die Sicherheit des Kanals und seiner Mitglieder.
9. Zum Schluss: Wir sind hier in „W0nderland", um Spaß zu haben und Kameradschaft zu leben.

* Recherchemitarbeit: Gerhard Kahofer

Die Stammkundschaft in einschlägigen Chats (unter anderem des „W0nderland"-Kanals) setzen sich aus den unterschiedlichsten Personen aus sämtlichen Teilen der Welt zusammen. Ihre einzige Gemeinsamkeit besteht in ihrer Vorliebe für kleine Kinder und dem Sex mit ihnen. Es sind ausschließlich Männer, vereinzelt sollen aber auch Frauen als Kinderpornografen im Internet aufgetaucht sein. Allerdings liegt die Vermutung nahe, dass es sich hierbei um Männer handelt, die sich eine weibliche Identität zugelegt haben, um beim Tauschen mit männlichen „Kollegen" leichter an neues Material zu gelangen. Ein kleiner Streifzug durch die Persönlichkeiten jener Menschen, die ich im Zuge meiner Recherchen kennen gelernt habe, zeigt, dass es keinen „Typ Kinderpornograf" oder „Typ Kinderschänder" gibt. Sie zeigt auch, dass jeder, absolut **jeder** Täter sein kann!

„Ultima"

Ein Deutscher ohne jedes Selbstbewusstsein. Das weiß er, und er spricht auch darüber und über Probleme, die seine Schüchternheit mit sich bringt. Er trägt am liebsten bunte Hawaiihemden und leidet, wie er verrät, unter intensivem Körpergeruch. Er ist der Überzeugung, er hätte keine Chance, eine Beziehung zu einer erwachsenen Frau aufzubauen. Er ist vermutlich kein Missbraucher, sondern gehört zur häufigsten Art der Kinderpornografen: Sie verschanzen sich in ihrem Versteck und geben jedes Sozialleben auf. Ultima ist absolut isoliert. Der Autor hat den Mann zu Hause besucht. Er lebt(e) auf wenigen Quadratmetern in einem abgedunkelten Zimmer in der Wohnung seiner Mutter. Die wichtigsten Einrichtungsgegenstände in seinem Zimmer sind ein Großbildfernseher und sein Computer. Überall liegen Datenträger und Videos herum, ein Poster des barbusigen Starlets Samantha Fox ist der zentrale Blickfang. Ein penetranter Geruch nach Schweiß und Sperma liegt in der Luft. In Ultimas Unterschlupf deutet nichts auf andere Interessen außer Kinderpornos hin. Der Deutsche wird im Zuge der „Operation Cathedral" bei der Zerschlagung des „W0nderland"-Kanals verhaftet und später zu einer bedingten Strafe verurteilt. Im Zivilberuf war der Mann aus Bonn Angestellter eines Gästehauses der deutschen Bundesregierung.

„Harrymudd"

Der New Yorker war bereits in den Anfangstagen von „W0nderland" ein sehr aktives Mitglied und prahlte damit, dass er seine Tochter und andere Kinder missbraucht. Er wurde in den USA wegen des Verdachts des Kindesmissbrauchs angezeigt, war nach kurzer Haft aber wieder in Freiheit und zurück in „W0nderland". Viele Mitglieder planten mit ihm eine Fluchtroute quer durch die USA. Jeder war sofort bereit, „Harrymudd" Unterschlupf zu gewähren oder ihn finanziell zu unterstützen. Noch bevor der Amerikaner seine Fluchtpläne in die Tat umsetzen konnte, klickten im Zuge der „Operation Cathedral" auch für ihn endgültig die Handschellen. Er wurde zu einer Haftstrafe verurteilt.

„DaFly"

Der Amerikaner gehört zu den Exoten und ist einer der abartigsten Menschen, die ich im Laufe meiner Recherche kennen gelernt habe. Wohnhaft im amerikanischen Bundesstaat Florida, war er besonders über seinen Job glücklich – er arbeitete in einem Ferienhotel an der Küste, wo er Zugang zu den Zimmern der Gäste hatte. Besonders Familien zählten zu den Kunden seines Arbeitgebers. Er konnte sich ungestört Zugang zu den Gästezimmern verschaffen und stahl gebrauchte Unterwäsche von Kindern. Obwohl er seinen Job hasste, stellte der Sex-Kick eine „Entschädigung" dar und machte sein Leben damit erträglich. Sein Schicksal ist ungewiss.

„Jeltsin" alias „Boriz" alias „President"

Der Norweger, von dem angenommen wird, dass er auch Kinderpornos produziert hat, gehört zur übelsten Sorte von Missbrauchern. Seine Lebensgeschichte erzählte er im Chat: Er sei Seemann und regelmäßig in der Nordsee unterwegs. In seiner Freizeit unternähme er Reisen ins nahe St. Petersburg, um Sex mit kleinen Mädchen zu haben. Seine Frau sei immer dabei. Als Beweis verschickte er Fotos von einigen jungen Mädchen, die zuvor im Netz nicht aufgetaucht waren. Allerdings hat „Jeltsin" nie pornografische Bilder seiner Opfer verschickt, was ihn vor Strafe schützte. Im Rahmen der „Operation Cathedral" wurde auch er verhaftet. Die Daten auf seinen Computern waren jedoch so gut verschlüsselt, dass nie ein Beweis für den Besitz oder die Herstellung von Kinderpornos gefunden wurde. Er musste nach wenigen Monaten Untersuchungshaft wieder auf freien Fuß gesetzt werden. Erst drei Jahre nach der „Operation Cathedral" tauchte er für wenige Tage wieder in einschlägigen Kreisen auf. Nach einer Morddrohung gegen mich verschwand er bis heute von der Bildfläche.

Gary S. alias „Jaz"

Der ehemalige Techniker der britischen Luftwaffe und Vater einer neunjährigen Stieftochter war eines der Schlüsselmitglieder von „W0nderland". Er fotografierte sich bei Sexspielen mit seiner kleinen Stieftochter.

Es dauerte Monate, bis deren Mutter den Missbrauch entdeckte. Inzwischen hatte der Brite viele der Kinderpornos bereits über das Internet weltweit verteilt. Immer wieder vermittelte er Treffen zwischen Mitgliedern von „W0nderland" und seinen beiden Stiefkindern, die er in den Monaten seiner Karriere als Sexualstraftäter missbraucht hatte. Auch diese Treffen wurden für andere User mittels Fotoapparat und Videokamera festgehalten. Die Daten, die Scotland Yard im April 1998 auf seinem PC entdeckte, waren ein weiterer entscheidender Schritt, der in der Zerschlagung von „W0nderland" gipfelte. S. war bereits vor seiner bisher letzten Verhaftung aufgefallen. Im „W0nderland"-Urteil kam er wegen Kindesmissbrauchs lediglich für zwölf Jahre hinter Gitter. Das milde Urteil hatte einen konkreten Hintergrund: Gary S. arbeitete eng mit den US-Behörden zusammen, packte sein gesamtes Wissen über Strukturen und Mitglieder der „W0nderland"-Bande aus und war bereit, in Prozessen gegen alle Beschuldigten vor Ort auszusagen. Nur das ersparte ihm eine lebenslange Haftstrafe.

Scott A. alias „Bart"

Ein weiterer Kopf des „W0nderland"-Kanals, der sogar mit seinem Vater (!) online Kinderpornos tauschte. „Bart" lebte in einer Wohnwagensiedlung in St. Charles, Missouri, in direkter Nachbarschaft mit einigen Familien. Er missbrauchte viele der Nachbarskinder, filmte dabei mit und verbreitete die Kinderpornos im Internet. Er nahm auch Aufträge entgegen und setzte die perversen Wünsche seiner Kunden in seinem Wohnwagen um. Die von ihm produzierten Kinderpornos gehören zu den abartigsten, die je aufgetaucht sind. In seinem Wohnwagen wurden Waffen, Sprengstoffe und brandneue Videos von der Vergewaltigung eines achtjährigen Mädchens gefunden.

„Gronki"

Er lebte friedlich in einer deutschen Kleinstadt mit seiner Freundin zusammen und hatte keine Ahnung, dass ihm die Behörden durch „W0nderland" auf die Spur gekommen waren. „Ich wurde mit einem Schlag wieder in die Realität zurück geholt", gab er sich nach seiner Verhaftung durch das BKA schockiert.

„dreddy"

Unter diesem Nickname trat der Wiener Student Angelo I. auf, wenn er von einem Computerterminal der Technischen Universität Wien in einschlägigen Chatrooms surfte und Kinderpornos tauschte. Ihm konnte nie der Missbrauch von Kindern nachgewiesen werden. In Gesprächen unterstrich er immer wieder seine Absicht, jederzeit ein kleines Mädchen zu missbrauchen, wenn er nur die Chance dazu bekäme, wobei er insbesondere auf die Kinderprostitution in der Slowakei und der Tschechischen Republik anspielte. Ob er jemals Kunde von Kinderprostituierten war, ist ungewiss. Ich halte Angelo I. für eine wandelnde Zeitbombe, die ihre Triebe nur schwer unter Kontrolle halten und jederzeit explodieren kann.

Ian B. alias „Sheepy"

Dem Engländer kamen die Behörden auf die Spur, als sie bei einem Kindervergewaltiger aus Kalifornien seine E-Mail-Adresse fanden. Daraufhin beschlagnahmte die britische Polizei seinen Computer, auf dem sich zahlreiche Protokolle eines Chatrooms namens „W0nderland" befanden. Beinahe ein Jahr dauerten die Auswertungen, der das ermittelnde Scotland Yard den Namen „Cathedral" gegeben hatte. Auf B.s Computer wurden 42.000 Kinderporno-Bilder sichergestellt - zu diesem Zeitpunkt die größte jemals beschlagnahmte Sammlung.

„Wopatang"

Ein Afroamerikaner mit Wohnsitz in Las Vegas, der wiederholt damit prahlte, bereits wegen Kindesmissbrauchs verurteilt worden zu sein. Er wähnte sich in „W0nderland" so sicher, dass er sogar seine Telefonnummer im Chat veröffentlichte! Ich griff zum Handy und wählte die Nummer – sie stimmte! Ich chattete und telefonierte gleichzeitig mit einem Kinderschänder in den USA. Nachdem „Wopatang" einige Monate zur Stammmannschaft von „W0nderland" gehörte, verabschiedete er sich von einem Tag auf den anderen. Nach einigen Besuchen in den Wochen unmittelbar nach seinem Ausstieg hörte man nie wieder von ihm.

„Sprout", „TiedUpPre"

Schon der zweite Nickname des Berliners verrät, was der Mann am liebsten hat: Gewaltsex mit Kindern („TiedUpPre" = gefesseltes Kind). Seine bevorzugte Urlaubsdestination ist Thailand, der Grund dafür liegt auf der Hand: Kindersex. Er ließ sich zusammen mit einem seiner minderjährigen Opfer fotografieren, aber genauso mit Elefanten und Löwen. Für den Deutschen waren junge Mädchen „nur" eine weitere Trophäe im Fotoalbum. Ein vereinbartes Treffen anlässlich eines Berlin-Besuches hielt ich nicht ein, danach verlor ich „TiedUpPre" aus den Augen. Der 32-jährige Berliner erhielt dennoch Besuch von der Polizei. Ob die Sicherstellung seiner Kinderporno-Sammlung für eine Verurteilung ausreichte, ist mir nicht bekannt; der Mann war im Jahr 2001 zwei Wochen lang in Haft.

„Hunter"

Bei den Ermittlungen zum Fall „ARTUS" schrillten beim BKA Wiesbaden die Alarmglocken, als ein „alter Bekannter" aus dem Chatkanal „W0nderland" in seinem neuen Gegenstück namens „R0undtable" wieder auftauchte, der bereits 1998 aufgefallen war. Obwohl der heute 33-Jährige in Bayern identifiziert und ausgeforscht werden konnte, beeindruckte ihn die Strafe von 15 Monaten bedingter Haft nicht besonders. Im Zuge von „ARTUS" wurde die Wohnung von „Hunter" erneut durchsucht. Wieder wurden Kinderpornos gefunden, wobei sich dieses Mal der Verdacht erhärtete, dass der Mann selbst Kinder missbraucht haben könnte! Und das nach einer rechtskräftigen Verurteilung. „Hunter" hatte ich ebenfalls bei meinen Recherchen im Internet kennen gelernt. Auch er ist in meinen Augen eine Zeitbombe, die in Freiheit vermutlich nie aufhören wird, Kinderpornografie zu konsumieren oder Kinder zu missbrauchen. Ein Fall für lebenslange Sicherheitsverwahrung?

„Cannon"

Die Beamten des US Customs Service staunten sehr, als sie auf einen Piloten der US Air Force in Alaska stießen. Durch Hinweise des deutschen Bundeskriminalamts waren sie dem Täter auf die Spur gekommen und hatten seine digitale Spur rund um den Erdball verfolgt. Eine Hausdurchsuchung und Verhöre ergaben schnell, dass es sich bei „Cannon" nicht „nur" um einen Kinderporno-Konsumenten handelt, sondern um einen brutalen Täter, der ein Kind aus seiner Verwandtschaft missbraucht hatte. Kaum auf freien Fuß gesetzt, erschoss sich der Täter noch vor seinem Prozess, um sich seiner gerechten Strafe zu entziehen.

David H. alias „Mutznutz"

„Innerhalb meiner ersten 24 Stunden im Internet fand ich meine ersten Kinderpornos", erklärte er gegenüber Reportern. In „W0nderland" fühlte er sich heimisch. „Ich hatte noch nie so viele Freunde, und das auf der ganzen Welt. Mit ihnen konnte ich reden und auch Bilder tauschen."

William R. alias „Amy"

Der Medizinstudent aus North Carolina sammelte im Laufe seiner Karriere als „W0nderland"-Mitglied mehr als 70.000 Kinderpornos. Seine Ausbildung umfasste auch ein Praktikum an der Kinderabteilung eines Krankenhauses. Ein US-Polizist beschreibt R. als Allerweltstyp: „Auch ich hätte meine Töchter ohne Bedenken zu diesem Arzt geschickt." „Amy" war einer der wenigen „W0nderland"-User, die sich hinter einer weiblichen Identität versteckten, um leichter an Kinderpornos heranzukommen.

„Jimmyd"

„Glück gehabt", mag sich der Kanadier gedacht haben, als er bei der internationalen Zerschlagung von „R0undtable" am 20. März 2002 den Fahndern durch die Finger glitt. Durch die Beharrlichkeit der kanadischen Behörden bekam „Jimmyd" dennoch zwei Wochen später unangenehmen Besuch. Der Täter hatte trotz der Verhaftung seiner pädophilen Kollegen nichts unternommen, um Beweise beiseite zu schaffen! Mehr als 100 CD-ROMs mit härtesten Kinderpornos wurden bei dem 24-jährigen Mann beschlagnahmt!

„Baldlvr"

Der 52-jährige Kanadier hatte zwar seine Kinderporno-Sammlung mit einer Spezial-Software verschlüsselt, als er in Victoria verhaftet wurde; doch erstmals gelang es den kanadischen Computerspezialisten, sein Passwort zu knacken. Durch die so erlangten Daten konnten weitere Täter auf der ganzen Welt festgenommen werden. Ein Fingerzeig in die Zukunft: Auch heute als sicher geltende Verschlüsselungs-Software garantiert keinen absoluten Schutz! Mit welchen Tricks die Cybercops hier gearbeitet haben, bleibt natürlich ein Geheimnis.

„Art-in-space"

Der 34-jährige Berliner wurde im April 2001 verhaftet. Allerdings waren alle seine Daten mit einem gängigen Programm verschlüsselt, das als „nicht zu dechiffrieren" gilt. Die Auswertung dauerte zum Zeitpunkt der Recherche für dieses Buch noch an, der Mann wurde auf freien Fuß gesetzt. Es besteht der dringende Verdacht, dass er ein sechs Jahre altes Mädchen, verschleiert durch eine Beziehung zu dessen Mutter, missbraucht hat. Dieser Verdacht hat sich jedoch bis heute nicht bestätigt.

„Rufuswell"

Auch dieser Mann war bereits bei „W0nderland" als Kinderpornograf im Internet aufgefallen und wollte nach der Zerschlagung des Chatrooms erneut ins Kinderporno-Geschäft einsteigen. Wieder wurde der Mann aus dem US-Bundesstaat Ohio verhaftet, wieder wurden Kinderpornos gefunden. Dieses Mal dürfte der Täter vor den strengen US-Gerichten keine Gnade finden: Durch seine Straftaten im „W0nderland"-Chat ist er bereits vorbestraft, so dass ihm nun (endlich!) eine lebenslange Freiheitsstrafe droht.

Gavin S. alias „SpankDaddy"

Der 24-jährige Computertechniker lebt in Dartford in Kent und ist mit dem Kinderschänder Ian B. über das Internet befreundet. In einem ihrer Dialoge erzählte S., er hätte elfjährige Mädchen am Gemeinschaftspool an ihren Geschlechtsteilen berührt, was B. sehr gefiel. Er forderte ihn sogar auf, weiterzumachen! „SpankDaddy" („Schläger-Papa") fantasierte auch über Vergewaltigung, brutale Gewaltspiele und die Tötung von Kindern. Als der Pädophile im Mai 1998 als freiwilliger Mitarbeiter in einem Jugendcamp für Mädchen und Buben im Alter zwischen zehn und 18 Jahren seinen Dienst antrat, konnten die britischen Polizisten nicht länger warten: Er wurde am Strand von den Beamten gestellt, über seine Überwachung informiert und später verhaftet. Es ist nicht auszuschließen, dass S. der Autor eines „Kinderporno-Romans" ist, der die sexuelle Misshandlung von Kindern in einem Feriencamp sehr detailliert und verpackt in eine komplexe Handlung schildert.

„BlueB"

Mit dem 40-jährigen Hamburger ist vermutlich auch ein Vertreiber großer Mengen Kinderpornos gefasst worden. Bei seiner Verhaftung wurde bei „BlueB" eine große Menge Bargeld gefunden, dessen Herkunft er nicht erklären konnte. Der bis zu diesem Zeitpunkt unbescholtene Mann konnte ebenfalls nicht erklären, wieso bei ihm hunderte Kinderporno-CD-ROMs gefunden wurden. Er hatte das Material bereits für den Versand an seine Kunden vorbereitet. Noch während der Ermittlungen beging „BlueB" Selbstmord: Er sprang von einem Hamburger Hochhaus.

* Recherchemitarbeit: Gerhard Kahofer

 „Jedes einzelne Bild steht für eine familiäre Katastrophe!"

John Stewardson, National Crime Squad, Großbritannien

Über zwei Jahre existierten „W0nderland" und seine Vorläuferorganisationen bereits, und mein Kollege Gerhard Kahofer und ich nahmen regen Anteil am Chat-Leben. Für mich stellte sich immer wieder eine entscheidende Frage, die letztendlich zu meinem Rückzug aus der Kinderporno-Bande führte. Als ich im Sommer 1996 den Wiener Studenten Angelo I., den ich in „W0nderland" kennen gelernt hatte, des Besitzes und der Weitergabe von Kinderpornos überführen konnte, meldete ich gleichzeitig die Existenz den IRC-Chats „W0nderland" an die Wiener Behörden. Doch zwei Jahre lang geschah nichts. Ein frustrierendes Erlebnis.

Dieser Schönheitsfehler der „Operation Cathedral" wird hier zum ersten Mal öffentlich aufgezeigt, denn bisher gilt die Aktion als beispielloser Erfolg. Meine Anzeige wurde von den Wiener Beamten nur widerwillig aufgenommen. Zu dieser Zeit gab es noch keine Rechtssicherheit zum Thema Cyber-Kriminalität, ebenso wenig wie Fahndungsrichtlinien und Erfahrungen im Internet.

Unter dem Deckmantel „Operation Cathedral" startete am 2. und 3. September 1998 die weltweit größte konzertierte Aktion gegen organisierte Kinderpornografen im Internet. In zwölf Ländern wurden 93 Wohnungen durchsucht und 56 Verdächtige festgenommen. Dies war der vernichtende Schlag gegen den „W0nderland Chat" und das erste deutliche Signal, dass es im Internet keine absolute Anonymität mehr gab. Immerhin bekam rund die Hälfte der Stammmitglieder ungebetenen Polizeibesuch. Die Sichtung der beschlagnahmten Computer ergab eine Anzahl von drei Millionen (verschiedenen!) Kinderporno-Bildern!

Allerdings wurde die „Operation Cathedral" erst zwei Jahre nach meiner Anzeige in Wien möglich: Die britische National Crime Squad (NCS) übernahm die Auswertung eines beschlagnahmten Computers und konnte – dank der sorgfältigen Archivierung von Gesprächsprotokollen aus dem „W0nderland"-Chat – 180 Täter auf der ganzen Welt ausforschen und ihrer Strafe zuführen! Unter den in den USA verhafteten Männern befanden sich sieben aktive Kinderschänder.

Bereits zwei Jahre zuvor hätte das internationale Netzwerk des „W0nderland"-Kanals lahm gelegt werden können, hätten die Wiener Beamten reagiert. Ich hatte den Behörden sogar angeboten, bei Aktivitäten im Chat live dabei zu sein, um Beweismittel zu sichern oder Tatbestände aufzunehmen. Erst nach Beendigung der „Operation Cathedral" wurde das Ausmaß der Straftaten durch „W0nderland"-Mitglieder deutlich: Viele der Männer hatten selbst Kinder sexuell missbraucht, einige ihre Opfer auch weitervermittelt und für Kinderpornos gefilmt und fotografiert. Mit einem Wort: Durch die Untätigkeit und Hilflosigkeit der Behörden mussten viele Opfer zwei Jahre länger als nötig leiden!

In den Jahren nach der „Operation Cathedral" wurden zahlreiche Mitglieder des „digitalen Wunderlandes" zu langjährigen Haftstrafen verurteilt – in Summe ergibt das mehrere hundert Jahre Gefängnis. Einige der überführten Kinderpornografen und Kinderschänder begingen Selbstmord. Jene User, die „nur" als Kinderpornobilder- und Video-Sammler überführt werden konnten, wurden zu Bewährungsstrafen verurteilt und fanden sich schon wenige Wochen nach ihren Prozessen wieder zu ähnlichen kriminellen Banden im Internet zusammen. Viele von ihnen sind heute noch tätig. Diejenigen, die bei der „Operation Cathedral" den Fahndern entkamen, waren bereits einen Tag (!) nach der Polizeiaktion wieder im IRC organisiert.

* Recherchemitarbeit: Gerhard Kahofer

 Drei Jahre sind seit der Zerschlagung von „W0nderland“ vergangen, die von der britischen National Crime Squad koordiniert wurde. Unter den damals festgenommenen Kinderschändern befand sich auch ein Norweger, der unter den Nicknames „Jeltsin“ und „Boriz“ auftrat und sich gerne als „President“ bezeichnen ließ. Er prahlte damit, dass er mit seiner Ehefrau Ausflüge ins nahe St. Petersburg unternehme, wo er mit Kindern Sex habe und dabei Film- und Fotoaufnahmen mache.

Innerhalb von nur wenigen Wochen nach „Boriz'“ Auftauchen in „W0nderland“ besaß ich sein volles Vertrauen. Auch mich lud er, ebenso wie andere User, zu gemeinsamen Sex-Wochenenden mit Kindern in St. Petersburg ein. Trotz der Sympathie, die der Norweger mir entgegenbrachte, konnte ich ihn nie dazu überreden, mir seine selbst angefertigten Kinderpornos zu schicken. Stattdessen bekam auch ich „nur“ nach dem Gesetz erlaubte Nacktfotos von einigen Mädchen. Seinen Angaben nach seien das die Kinder, die er in Russland missbraucht. Das klang sehr glaubwürdig.

Da „Boriz“ seine Daten auf Festplatten mit komplizierter Verschlüsselungs-Software geschützt hatte, mussten die norwegischen Behörden ihn nach einer längeren Untersuchungshaft wieder auf freien Fuß setzen. Er hatte sich als „Steher“ entpuppt und keines seiner Passwörter preisgegeben. In letzter Not riefen mich Beamten der norwegischen Interpol einen Tag vor Ablauf seiner Untersuchungshaft an, um mich um eine Aussage zu bitten, die ihn überführen könnte. Da „Boriz“ bereits in „W0nderland“ mit seiner Gewaltbereitschaft geprahlt hatte, machte ich garantierte Anonymität zur Bedingung für eine Aussage. Dies konnten die norwegischen Behörden allerdings nicht zusichern, da in dem skandinavischen Land ebenso wenig ein Zeugenschutzprogramm nach dem Vorbild der USA existiert wie in Österreich und Deutschland. Dieses US-Modell ist aber ein wichtiges Instrument und manchmal der einzige Schlüssel im Kampf gegen das organisierte Verbrechen. Dass es vermutlich klug war, nicht gegen „Boriz“ auszusagen, stellte sich drei Jahre später heraus.

Es war mir eine ganz besondere „Freude“, als mein alter Bekannter „Boriz“ Anfang April 2001 wieder in einer einschlägigen Kinderporno-Newsgroup auftauchte. „Jetzt krieg ich ihn“, dachte ich, als ich auf sein Posting antwortete. Zum Verständnis: Alle Nachrichten (auch Bilder und Videos) in einer Newsgroup sind Lesern weltweit zugänglich und können problemlos anonym gesendet und gelesen werden.

Doch „Boriz'" Reaktion war ein großer Schock und die erste ernsthafte Bedrohung für Leib und Leben für mich. Im Normalfall sind Pädophile nicht gewaltbereit, doch der Norweger schien eine Ausnahme zu sein. Er hatte meine Tarnung auffliegen lassen. Nachstehend folgen ein paar Auszüge (inklusive seiner Schreibfehler) von Botschaften, die er im Netz verbreitete. Er nennt mich „Alexander Tolliver", da ich insbesondere bei Publikationen über Kinderpornografie oft dieses Pseudonym benutzte.

Dienstag, 10. April 2001:
„Alert! (...) I have been recognised by a journalist that infiltrated this group. His name is Aleksander Tolliver and he lived in Austria back in 98. (...) He caused very much damage and possible death to many of those that participated in „wonderland" (...)"

Übersetzung: „Alarm! Ich wurde von einem Journalisten erkannt, der diese Newsgroup infiltriert hat. Sein Name ist Alexander Tolliver, und er lebte 1998 in Österreich. Er hat vielen Mitgliedern in „W0nderland" geschadet und auch Selbstmorde ausgelöst."

Mittwoch, 11. April 2001:
„(...)If I met you in the dark night you wouldn't be unckle, you would be aunt! Betrator!!!"

Übersetzung: „Wenn ich dich bei Nacht treffe, bist du eine Tante und kein Onkel mehr! Verräter!!!"

Donnerstag, 12. April 2001:
„(...) However, it was a pleasure to blow his cover ..."

Übersetzung: „Es war mir ein Vergnügen, seine Tarnung auffliegen zu lassen."

Freitag, 13. April 2001:
„Dear Mr. Tolliver, (...) I want this perverted police informant to die. (...) Correctly said ... Have a safe life Alekxander ... Boriz"

Übersetzung.: „Lieber Herr Tolliver. Ich möchte, dass dieser perverse Polizeiinformant stirbt. Konkret gesagt, wünsche ich dir ein sicheres Leben. Boriz"

Auf den Punkt gebracht: Ein dringend tatverdächtiger Kinderpornograf und Kinderschänder droht dem von ihm vermeintlich enttarnten

 Undercover-Journalisten mit dem Tod. Obwohl ich die Wahrscheinlichkeit eines Angriffs als gering einschätzte, fühlte ich mich in den Wochen nach der Todesdrohung entschieden unwohl. Mit ein wenig mehr Anstrengung und Recherche in österreichischen Archiven wäre es ein Leichtes gewesen, meine Identität gänzlich aufzudecken ...

Nach der Weiterleitung der Morddrohung an das BKA in Wiesbaden und die örtlichen Behörden ist zumindest der Name „Boriz" (bisher) nie wieder im Internet aufgetaucht. Für mich war dies das Ende der verdeckten Recherche im Netz und in Chatrooms, bei der ich unmittelbar in Kontakt mit Tätern trat. Schweren Herzens „begrub" ich mein Alter Ego Alexander Tolliver, das mich einige Jahre begleitet hatte, und wies sämtliche Redaktionen an, über den Verbleib des „ehemaligen Autors" nichts zu wissen. Mein Kollege Gerhard Kahofer deckte danach noch weitere Internet-Banden wie den Chatroom „R0undtable" auf, musste seine aktive „Karriere" jedoch ebenfalls bald beenden: Durch Auftritte in Fernsehshows und diverse Artikel waren sein Name und seine Arbeitsweise in der Öffentlichkeit und in Täterkreisen zu bekannt und damit das Risiko unkalkulierbar geworden.

Im Mai 2001 fand mein Kollege Gerhard Kahofer (GK) zum ersten Mal einen Hinweis auf einen Chatroom mit dem Namen „R0oundtable“, in dem sich einige der „ganz großen Fische“ – aktive Missbraucher, Kinderporno-Produzenten und äußerst „fleißige“ Kinderporno-Sammler, Tauscher und Verbreiter – organisiert hatten.

Eher durch Zufall stieß er auf die Spur des Chatrooms mit dem noblen Titel. Hinter der virtuellen „Tafelrunde“ wurde aber nicht über die Suche nach dem Heiligen Gral diskutiert (so die oberste Aufgabe der legendären Ritterrunde um König Artus), sondern Kinderpornos getauscht. Der Erstkontakt mit „Principal“, dem Chef der Cyber-Bande, war erstaunlich leicht hergestellt. Er war beeindruckt, dass GK bereits Mitglied in „W0nderland“ gewesen war und viele der damals ausgeforschten Täter kannte. Auch die „alten Kumpels“ waren wieder online – und konnten seine Identität bestätigen. Erstaunlich, denn seit der Aufdeckung von „W0nderland“ wurde jedes ehemalige Mitglied verdächtigt, ein Polizeiinformant zu sein (im Gegensatz zu mir war GK jedoch niemals als solcher enttarnt worden).

Natürlich wusste das BKA in Wiesbaden von Anfang an über „R0undtable“ Bescheid. Zum ersten Mal, das war GK und den Fahndern klar, könnte der grandiose Zugriff gelingen, über den wir schon so oft gesprochen hatten: Einen aktiven Kinderporno-Ring eine Zeit lang beobachten zu können, alle nötigen Daten zu sammeln, um die hochkarätigen Mitglieder zu überführen und genügend hieb- und stichfeste Beweise gegen sie zu haben.

Schon bald war klar, welcher Bodensatz sich in „R0undtable“ versammelt hatte. Mehr als 30, zum Teil wegen Kinderpornografie-Delikten oder Kindesmissbrauch vorbestrafte Männer aus aller Herren Länder hatten „R0undtable“ zu ihrer Heimat im Cyberspace gemacht! Sie alle hatten unvorstellbare Mengen an Kinderpornos auf ihren Festplatten, darunter Missbrauchsvideos neuesten Produktionsdatums aus Russland, der Ukraine, Asien und Südamerika. Und darüber hinaus zahlreiche Fotos und Filme, die die „R0undtable“-Mitglieder vermutlich selbst hergestellt hatten.

Vor allem die Vertrauensbasis zu „Principal“, die GK aufgebaut hatte, war sein Vorteil. Sie ermöglichte ihm ungehinderten Zugang zu allen Bereichen des Chats – und damit auch den Computer-Polizisten! Wie groß das

Vertrauen des Bandenchefs zu GK war und wie leicht er in die Falle tappte, dokumentiert folgende Schilderung. Sie ist der erschütternde, authentische Beweis dafür, wie leicht Kinderschänder sogar unter den Augen der eigenen Eltern an ihre Opfer gelangen. Und sie beweist die Skrupellosigkeit, mit der die Täter vorgehen. Ihre sexuelle Befriedigung hat menschenverachtenden Vorrang. Im persönlichen „Vier-Augen-Chat" erzählte „Principal", wie er ein Mädchen missbrauchte. Der Text ist in der Gesamtlänge im Original erhalten, besonders widerliche Passagen wurden gestrichen.

„Letzte Woche war ich in Berlin, war echt toll. Ich hab sogar eine Pedo-Community kennen gelernt (Anm.: Personen, die ihre eigenen Kinder untereinander zum Sex austauschen, Videos produzieren oder sich zum Teil „nur" auf den organisierten Erwerb, Tausch und Handel von Kinderpornos beschränken), 20 Leute.

Neulich stehe ich am Bahngleis am Bahnhof Zoo, da kommt eine Frau mit ihrer kleinen Tochter und stellt sich neben mich. Wir kommen so ins Gespräch und ich flirte mit der Kleinen. Plötzlich sagt die Mutter, dass es schön wäre, wenn wir drei Plätze nebeneinander bekommen würden. Mein Herz tat 'nen Sprung! Die Kleine sah aus wie vier, ganz dünn, lange braune Haare, große braune Augen. Sie war aber schon sechs und hieß Jasmin.

Wir haben dann in einem Großraumabteil zusammen gesessen, uns unterhalten, Witze gemacht, und ich hab immer versucht, mit der Kleinen Körperfühlung zu bekommen. Ich hab sie gekitzelt und so. Die Mutter war voll nett, Berlinerin eben. Für sie war das alles normal, denn ich hab es ja nicht übertrieben. Ab und zu ging die Mutter eine Zigarette rauchen. Dann hab ich mich neben die Kleine gesetzt und mit ihr rumgealbert (...)

Nach einer Weile sagte sie, sie müsse mal. Also bin ich mit, um ihr zu helfen. Wir zwei dann in der winzigen Toilette. Als sie da so saß, hab ich gesagt: ‚So ein niedliches Höschen, mit Teddys.' Sie hat es gerne gezeigt. ‚Jetzt oder nie!', dachte ich. Ich hab zu ihr gesagt, dass ich auch mal müsse. Ich habe mich hingestellt, und sie direkt dabei. Ich hatte so'n Rohr, da war nichts mit pinkeln. Sie guckte ganz interessiert, während ich ein bisschen an mir rumgespielt und ihr gesagt hab, das wäre jetzt onanieren. Du hättest sie sehen sollen, sie war total gespannt. Dann hab ich ihr versprochen, dass ich beim nächsten Pipimachen mitkomme. Da hat sie gestrahlt.

Wir sind dann wieder zurück und haben weiter gespielt. Die Mutter war wieder da und hatte was zu essen und zu trinken für mich besorgt. Ich war natürlich total heiß darauf, dass sie noch mal musste. Nach einiger Zeit war es dann soweit, Mutter beim Rauchen, und die Kleine musste. Ich natürlich mit, sie auf dem Topf, den Kopf genau vor meiner Beule. Dann fragte sie: ‚Onanierst du?' Ich konnte kaum was sagen, sondern hab einfach den Reißverschluss aufgemacht und ihn rausgeholt. Sie hat total gebannt hingeschaut. Ich hab meinen ganzen Mut zusammen genommen und gefragt: ‚Willst Du mal?' Es war Wahnsinn. Sie hat ihn in die Hand genommen, und ich hab ihre Hand geführt. Das war sooo geil (...).

Nach einer Stunde Fahrt ging die Mutter eine letzte Zigarette vor der Ankunft rauchen, und wir gingen noch mal aufs Klo. Sie zog sich die Hose bis zu den Knöcheln runter und setzte sich breitbeinig hin (...)

Ich brauche eigentlich keine Videos mehr, das ist bei mir alles im Kopf. Ich hab jetzt auch die Adresse der Mutter. Die würde ich sofort heiraten."

Anm.: Dieses Gespräch hat im Dezember 2001 in dieser Form stattgefunden. Es ist als Chat-Protokoll den Behörden bekannt!

Nach GKs erstem Hinweis wurde knapp ein Jahr ermittelt; für die mehrere Monate dauernde Gesamtaktion wurde der Codename „ARTUS" gewählt – ganz dem Chat-Titel „R0undtable" entsprechend. Auf drei Kontinenten hefteten sich die Fahnder an die Fersen der Kriminellen. Zum ersten Mal kamen bei „ARTUS" völlig neue Ermittlungs- und Beweissicherungsmethoden zum Einsatz, die hier zum Schutz der Fahnder und zukünftiger Operationen nicht näher erläutert werden.

 Als ersten Schritt traten die deutschen Kriminalbeamten bei Rolf K. alias „Principal" die Wohnungstür ein. Während der gesamten Polizeiaktion stand GK ständig in telefonischer Verbindung zu seinem BKA-Kontaktmann. Ihr ehrgeiziges Ziel war, den Mann live im Chatroom zu erwischen. Der Zeitfaktor war entscheidend: „Principal" durfte auf keinen Fall Gelegenheit bekommen, ein Programm zu schließen oder gar andere „R0undtable"- Mitglieder zu warnen.

Alles klappte perfekt! Einige Zeit konnten die BKA-Spezialisten dem Treiben der Kinderpornografen sogar online zusehen, dann wurde konzertiert dem Treiben am „Runden Tisch" ein Ende gesetzt.

Am 20. März 2002 um 6:00 Uhr früh schlugen Polizeikräfte auf drei Kontinenten zeitgleich zu und verhafteten insgesamt 23 Mitglieder des „R0undtable". Im Gegensatz zu früheren Aktionen wurde bei „ARTUS" mehr Wert auf die Qualität der Ergebnisse gelegt und nicht auf die Quantität der mutmaßlichen Täter und der sichergestellten Videos und Bilder.

Rolf K. alias „Principal", der Kopf von „R0undtable", wurde sofort festgenommen. Bei ihm wurde eine große Menge härtester Kinderpornografie gefunden. Der Mann ist seit 1998 einschlägig bekannt. Die bei ihm sichergestellten Unterlagen führten in der Folge zu zahlreichen Verhaftungen, da er über zahlreiche seiner illegalen Aktivitäten genau Buch führte und Chat-Protokolle speicherte und nicht – wie sonst üblich – sofort löschte und damit alle Spuren auf der Festplatte beseitigte.

Ein anderes Mitglied von „R0undtable" aus Hamburg, das in dringendem Verdacht der kommerziellen Verbreitung von Kinderpornos stand, beging nach seiner Entlassung aus der Untersuchungshaft Selbstmord (vgl. Kapitel „Das sind die Täter").

* Recherche: Gerhard Kahofer

In Japan ist jegliche Pornografie, die die Schamhaargrenze überschreitet, gesetzlich verboten. Zum einen werden einschlägige Magazine und Videos, in denen Schambehaarung und/oder sexuelle Handlungen zu sehen sind, zensiert. Aber: Wo es keine Schambehaarung gibt, gibt es auch keine Zensur. Genau aus diesem Grund erscheinen im Land der aufgehenden Sonne bis heute viele Nacktmagazine, in denen ausschließlich Kinder zu sehen sind. Die japanischen Kinderfotografen achten ganz genau darauf, nicht „zu viel" zu zeigen. Wenn eines ihrer jungen Models die Beine spreizt, werden die Genitalien schon bei den Aufnahmen notdürftig abgedeckt.

Ähnliches gilt für Videos. Harte Kinderpornografie, produziert vor allem in Europa in den 70er- und 80er-Jahren, wird zum Teil ganz offen in virtuellen Sex-Shops angeboten. In den vergangenen Jahren mussten japanische Pornohändler vermehrt darauf verzichten, Kinderpornos ins Ausland zu exportieren. Internationaler Druck, vor allem durch die Vereinten Nationen, war dafür die Ursache. Eine der seltenen Erfolgsstorys.

Auch in den Videos sind die Genitalien der Kinder bzw. alle Sequenzen, die sexuelle Handlungen zeigen, abgedeckt. Der Konsument sieht den ganzen Film, die zensierten Bereiche hingegen muss der Betrachter im Kopf „ergänzen". Gleiches gilt für japanische Websites, auf denen Kinderpornos verbreitet werden: Sie sind ebenfalls gepixelt, sprich zensiert.

Ein findiger Computerprogrammierer aus dem Kaiserreich entwickelte jedoch ein Programm, das sämtliche Abdeckungen aufhebt und den Originalzustand der digitalen Fotos und Videos wiederherstellt. Ein Trick macht dies möglich: Beim Pixeln von Fotos werden vorhandene Bilddaten in einem bestimmten Muster verschoben, das zuvor sichtbare Foto verschwimmt oder wird anderweitig verändert. Selbstverständlich funktioniert dieser Vorgang auch in umgekehrter Reihenfolge. Der Programmierer wurde in seiner Heimat ausgeforscht und verbüßt derzeit eine mehrjährige Haftstrafe, da er der Verbreitung von Kinderpornografie Vorschub geleistet hatte.

Problematischer sind die in Japan äußerst beliebten „Unterhosen-Magazine". Schulmädchen in Uniform werden heimlich fotografiert oder ganz offen als Models gebucht. Sie werden oben ohne und mit gespreizten Beinen gezeigt. Lediglich ein knapper Slip verdeckt die Geschlechtsteile. Manchen Kunden geben Urinflecken auf den Unterhosen der Mädchen

 einen ganz besonderen Kick. Auch dafür gibt es die „richtigen“ Magazine. Es existieren auch Pornoläden, in denen Urin, Speichel, gebrauchte Slips, abgeschnittene Schamhaare oder Finger- und Zehennägel von Mädchen zu hohen Preisen verkauft werden.
In Großstädten wie Tokio und Osaka verdienen viele Schulmädchen ihr Taschengeld mit Gelegenheitsprostitution. Die Jugendlichen bieten ihre Dienste mittels Inseraten an oder werden von Agenturen an zahlungskräftige Kunden vermittelt. Dieses Geschäft spielt sich in der Grauzone der Legalität ab, da das Alter der Mädchen selten überprüft wird. Oft wird ganz unverhohlen damit geworben, dass es sich um sehr junge Mädchen handelt. Die Geheimprostitution wird in Japan toleriert und nur selten strafrechtlich verfolgt.

Großer Beliebtheit erfreuen sich in Japan auch Kinderporno-Comics. Sie fallen unter die Gruppe der so genannten Mangas (Anm.: allg. für Comics). Die gezeichneten Kindesmisshandlungen der härtesten Sorte erscheinen wöchentlich und sind ganz offiziell an Zeitschriftenkiosken erhältlich. Im Internet tauchen Scans dieser Comics in einschlägigen Newsgroups auf. Hier gilt die Schamhaargrenze übrigens nicht – es darf „alles“ gezeigt werden!

Durch das generelle Verbot des Zeigens von Geschlechtsteilen und pornografischen Handlungen entstand in Japan eine Grauzone, in der Nacktfotos von Kindern innerhalb der Grenzen der strengen Gesetze als Massenprodukte produziert und verkauft werden. Softerotik-Bilder ohne jeden künstlerischen Anspruch erscheinen in den Magazinen und Videos der so genannten Kogal-Szene (Anm: Kogal = kleine Mädchen), die von der Gesellschaft toleriert wird.

In vielen asiatischen Ländern wie beispielsweise Thailand, Kambodscha und Vietnam ist die (Kinder-)Prostitution zwar verboten, und Kunden drohen hohe Strafen (in Vietnam sogar die Todesstrafe). Dennoch sind die Behörden im Grunde nicht bereit, die Geldbringer der Touristenorte strafrechtlich zu verfolgen. Ohne die Unsummen, die Sextouristen jeden Monat ins Land bringen, würden ganze Volkswirtschaften zusammenbrechen. Diese Rechtfertigung wird gerne von Polizisten hinter vorgehaltener Hand benutzt. Besonders begüterte Kunden aus Japan, den USA und Europa nutzen häufig das Angebot an Kinderprostituierten in Asien. Lediglich nach massivem Druck durch internationale Behörden oder nach ausgiebigen Medienberichten lässt die thailändische Polizei vereinzelt

Kinderschänder auffliegen. Hierbei handelt es sich jedoch um reine Alibiaktionen.

Im Prinzip müsste die UNO eine verpflichtende internationale Gesetzgebung mit einem einheitlichen Schutzalter für Kinder und das Verbot von Kindersex und Kinderpornografie durchsetzen. Wie schwierig das ist, zeigte die Europäische Gemeinschaft Ende April 2002, als die Verhandlungen über ein einheitliches Schutzalter bei der Kinderpornografie (jenem Alter, ab dem junge Darsteller aktiv Pornos drehen dürfen) scheiterten. Während die Mehrzahl der Länder ein Schutzalter von 14 oder 15 Jahren als ausreichend betrachtete, forderte Italien eine Altersgrenze von 16 Jahren und damit eine Verschärfung der Gesetze. Am 27. April wurden die Gespräche ergebnislos vertagt.

Es ist absolut nicht nachvollziehbar, weshalb Politiker verhindern, dass strengere Gesetze zum Schutz der Opfer erlassen und den Behörden erweiterte Fahndungsmethoden zur Verfügung gestellt werden. Sitzen die Kinderporno-Konsumenten und Kinderschänder etwa auch im österreichischen Parlament, dem deutschen Bundestag oder in der EU-Kommission?

„Denk mal darüber nach: Eine Flasche Whiskey anzusehen, macht dich noch nicht zum Alkoholiker. Macht dich das Anschauen der Bilder automatisch zum Kinderschänder?"

Rechtfertigungsversuch von User „Froid"

Menschen anhand ihrer Fingerabdrücke zu identifizieren, ist ein alter Hut. Computer erleichtern die schnellere Identifizierung von Personen aber auch mittels DNA-Profilen und Iris-Scans des Auges. Oder sie vergleichen ein Gesicht, das von einer Überwachungskamera aufgenommen wurde, mit einer Datenbank gesuchter Verbrecher oder vermisster Personen. Mit der Rasterfahndung und der dadurch nötigen Verknüpfung personenbezogener Daten wird jeder, der ins Visier der Behörden gerät, automatisch zum gläsernen Menschen. Eine Tatsache, die von Menschenrechtsorganisationen und Datenschützern gleichermaßen verurteilt wird. Ihren Prinzipen zufolge stellt die Kontrolle von Datenflüssen mehr als ein notweniges Übel dar, um international operierende organisierte Kriminelle und Terroristen auszuforschen.

Wenn es, vor allem im Bereich der Industriespionage, um Datenklau geht, investieren viele Staaten Milliarden Euro in den Schutz ihrer Computer und geben ein Vermögen für die Methoden zur Ausforschung und Überführung von Hackern und Datendieben aus. Nur: Auch die Gegenseite schläft nicht, es werden ebenfalls Unsummen in neue Techniken investiert, die das Einbrechen in die Datennetzwerke der Konzerne und staatlichen Einrichtungen erst ermöglichen. Denn Datendiebstahl ist zu einem lohnenden Geschäft geworden, sowohl im zivilen als auch im militärischen Bereich. Durch Industriespionage werden jährlich Informationen und Patente gestohlen, deren Wert in die Milliarden geht.

Eines der weltweit auf höchstem technischen Niveau arbeitenden Systeme ist „ECHELON" – eines der am besten gehüteten Geheimnisse der amerikanischen National Security Agency (NSA), die zur Zeit des Kalten Krieges in der Nähe von Washington eingerichtet worden war. Ihre einzige Aufgabe: Das Abhören von Telefonaten und, wenn nötig, deren Entschlüsselung. Jahrelang war die NSA nur ein Mythos, der von offiziellen Stellen nicht kommentiert wurde. Allerdings verfügte die NSA schon vor 15 Jahren über mehr als 15.000 Mitarbeiter und ein Jahresbudget von 500 Millionen US-Dollar. Das Gelände – es besitzt sogar eine eigene Highway-Ausfahrt – wird streng bewacht. Von keinem Punkt aus ist es möglich, die Arbeitsstätten, technischen Einrichtungen und angeschlossenen Wohn-

quartiere der NSA-Mitarbeiter (inklusive Freizeitgelände) einzusehen. Bisher existiert nur ein einziges Foto des NSA-Areals. Jeder, der der NSA zu nahe kommt, wird ohne weitere Fragen festgenommen.
Ins internationale Kreuzfeuer geriet die NSA, nachdem in den vergangenen Jahren zumindest ihre Existenz und einige ihrer Aufgabengebiete öffentlich zu- bzw. preisgegeben werden mussten. „ECHELON" ist das Herzstück dieser hochgerüsteten Überwachungsmaschinerie, die die gesamte globale Kommunikation – Telefon, Handy, Fax, E-Mail etc. – überwacht und nach Stichwörtern (egal ob gesprochen oder geschrieben, chiffriert oder nicht) durchsucht. Keine (elektronische bzw. digitale) Kommunikation ist vor „ECHELON" sicher. Zwar beteuern US-Politiker immer wieder, „ECHELON" werde ausschließlich zum Schutz der USA und deren Verbündete im militärischen Bereich und im Kampf gegen den Terrorismus genutzt, doch sogar die engsten Verbündeten der USA wollen das nicht glauben und vermuten staatlich gedeckte (Industrie-)Spionage.

Ähnlich wie jene Suchmaschine der NSA, die weltweit nach verdächtigen Wörtern in Korrespondenz und Telefonaten kramt, funktioniert das Programm „PERKEO". Es spürt Kinderporno-Bilder auf Festplatten von PCs auf. Das Prinzip, nach dem „PERKEO" in einer Geschwindigkeit von bis zu 100 Megabyte Daten pro Sekunde (!) – etwa 400 Fotos – kontrolliert, ist denkbar einfach. Jedes digitale Bild verfügt über eine so genannte Checksum. Darunter kann man sich eine Ziffernkombination vorstellen, die für jedes Bild individuell und einzigartig ist, beinahe wie der menschliche Fingerabdruck. Entdeckt „PERKEO" nun eine bereits zuvor gespeicherte Checksum in einem verdächtigen Computer, schlägt es Alarm. Damit ist diese Software derzeit das schnellste und beste Mittel, um Kinderpornos im Internet aufzuspüren.

Bis heute existiert aber kein umfangreiches Archiv, das weltweit Kinderpornos (in Bild oder Video) sammelt und seine Daten international abstimmt und ergänzt. Um „PERKEO" zu einem perfekten Instrument für die Kinderporno-Fahndung zu machen, bedarf es der ständigen Beobachtung der Szene und der Sammlung von einschlägigem bzw. nur verdächtigem Material (vgl. „Legale Kinderpornos").
Dies jedoch erfordert einen hohen Personalaufwand. Wie erwähnt, wurden bei der „Operation Cathedral" drei Millionen Kinderporno-Bilder beschlagnahmt. Nicht einmal sie sind schon alles erfasst. Von der Bearbeitung und Erfassung von täglich neu auftauchenden Kinderpornos für „PERKEO" ist man noch Jahre entfernt. Die Einrichtung einer EU-

 Behörde, die sich für den Kampf gegen Kinderpornografie im Internet einsetzt und ihn koordiniert, wäre ein erster Schritt in die richtige Richtung. Wir Journalisten müssen immer wieder auf eigene Archive zurückgreifen, um eine Verfolgung von Tätern zu ermöglichen, da den Behörden ähnlich hochwertiges und neues Datenmaterial meist fehlt. Dies ist ein rechtlicher Graubereich (vgl. hierzu auch den Gastkommentar „Aufdeckungsjournalismus").
Um „PERKEO" zu einem Schlüsselinstrument zu machen, muss jede Dienststelle, die sich mit Kinderpornografie beschäftigt, mit diesem Programm ausgestattet sein und damit auch aktiv arbeiten (können). Permanente Updates, also das Hinzufügen neu erfasster Checksums von neuen Fotos und deren Verteilung an alle mit „PERKEO" arbeitenden Stellen, sind Voraussetzung.

Der perfekte Einsatz von „PERKEO", der in vielen Gesetzestexten leider noch nicht erlaubt bzw. möglich ist, liegt auf der Hand. Mit dem cleveren Programm können nicht nur verdächtige Datenträger schnell durchsucht und Beweise gefunden werden. Schaltet man „PERKEO" bei einem Internet Service Provider (ISP) direkt in den Datenstrom ein (d.h., alle Daten würden durch „PERKEO" gefiltert), können registrierte Kinderpornos abgefangen und deren Versender und Empfänger leicht ausgeforscht werden. Allerdings könnten Internet-Provider „PERKEO" seit längerem auf freiwilliger Basis einsetzen, um ihre Computer und Server „clean" – also von Kinderpornos sauber – zu halten. Bisher hat sich jedoch kein einziger europäischer Provider zum Einsatz der Wunderwaffe entschlossen. Und das, obwohl „PERKEO" seit fünf Jahren verfügbar ist! Zu groß ist die Angst, die zahlende Kundschaft abzuschrecken. Zu leicht, so argumentieren Provider, entstünde der Eindruck einer „Cyber-Überwachung".

Die Interpol setzt auch auf ein Programm namens „EXCALIBUR", das im Gegensatz zu „PERKEO" die Gesichter von Opfern und Tätern, aber auch den Bildhintergrund „erkennen" kann. Natürlich müssen auch hier Daten zuvor erfasst werden. Bis zum Herbst 2002 waren etwa 100 bekannte Kinderporno-Bildserien in das Programm eingespeist worden. „EXCALIBUR" toleriert sogar eine Bildveränderung. Das ist deshalb nötig, weil sich Personen verändern. Ist ein misshandeltes Kind um einige Jahre älter geworden, und es taucht ein neues Foto oder Video von ihm auf, schlägt „EXCALIBUR" trotzdem Alarm.

Wie „eifrig“ man in Wien in dieser Angelegenheit ans Werk geht, beweist ein Widerspruch des Leiters der lokalen Kinderporno-Meldestelle. Noch in seiner Presseerklärung nach dem Abschluss der Aktion „Landslide“, bei der mehr als 300 Wohnungen von mutmaßlichen Kinderporno-Konsumenten durchsucht wurden, verkündete er stolz, *„dass auch Missbraucher unter den Verdächtigen sind, einige haben selbst Videos und Fotos produziert.“* Darüber hinaus sind weitere Fälle von Kinderporno-Produktionen in Österreich bekannt, Fotos tauchten auch im Internet auf. Eigentlich wäre dieses Datenmaterial gut für das „EXCALIBUR“-Programm geeignet.
Doch Mitte Oktober 2002 hat der Beamte all das offenbar schon wieder vergessen. Österreich ist, so stellt es die Tageszeitung „Der Standard“ dar, wirklich eine Insel der Seeligen. *„Das zeigt, dass hier* (Anm.: in Österreich) *hauptsächlich Konsumenten, aber keine Produzenten sitzen.“* Deshalb, so der Fahnder G., habe Österreich bisher keine Daten in das „EXCALIBUR“-Netz eingespeist. G. weiß anscheinend nicht, dass Kinderschänder und Kinderpornografen international tätig sind und ihre Opfer, manchmal sogar ihre eigenen Kinder, für ihre Verbrechen auch ins Ausland schaffen. Oder dass die Täter Souvenirs der besonderen Art aus Sextourismus-Ländern wie Asien oder Südamerika mitbringen. Erst im März 2000 wurde Friedrich M., ein vermutlicher Produzent von Kinderpornos, bei dem über 15.000 einschlägige Bilder von Buben sichergestellt wurden, zu mehr als fünf Jahren Haft verurteilt. Österreich ist also ganz sicher keine Insel der Seeligen! Ob und wie man sich bisher an der Erweiterung von „PERKEO“ beteiligt hat, entzieht sich meiner Kenntnis.

Wie falsch Fahnder G. mit seiner Einschätzung liegt, zeigt ebenfalls eine Meldung der kambodschanischen Tageszeitung „Cambodia Daily“ von Anfang November 2002. In der Hauptstadt Phnom Penh stürmte die Polizei das Hotelzimmer eines 39-jährigen Deutschen, der Nacktfotos eines 14-jährigen Mädchens machte, und verhaftete den Mann. Im Verhör gab er an, dass die von ihm produzierten Kinderpornos an eine Adresse in Österreich geschickt werden sollten. Ein weiterer handfester Beweis dafür, dass Kinderpornografen vermutlich in jedem Land ihr Unwesen treiben!

„PERKEO“ könnte in Zukunft die Rolle eines globalen Filters gegen Kinderpornos übernehmen, ohne die Meinungsfreiheit im Internet zu gefährden oder gar Zensur auszuüben. Schaltet man eine noch zu entwickelnde Version des Programms quasi als Filter in die Datenströme ein, schlägt das Programm ausschließlich dann Alarm, wenn ein registriertes

– also eindeutig als Kinderpornografie identifiziertes Bild oder Video – den Filter passiert. Erst dann wird der Absender und Empfänger ermittelt. Die Zukunft hält also eine Geheimwaffe bereit, die Kinderpornos zumindest aus den Datenströmen entfernt. Bereits auf Festplatten oder CDs gespeicherte Bilder oder noch nicht mit ihrer Checksum erfasste Daten bleiben damit zwar unentdeckt, doch ihre Verbreitung wäre zumindest erheblich erschwert, und Fahndungserfolge könnten leichter erzielt werden.

Um genau 5.00 Uhr früh am 16. April 2002 riss unangemeldeter, unangenehmer Besuch etliche österreichische Bürger aus dem Schlaf. In einer einzigartigen Aktion startete die „Operation Landslide“ („Operation Erdrutsch“).

Die Vorgeschichte nahm 1999 in Texas ihren Lauf, als die US-Behörden die Internet-Firma des Ehepaars Reedy stürmten, das innerhalb von sechs Monaten 5,5 Millionen US-Dollar mit Kinderpornos verdient hatte. Im Rahmen dieser Aktion stellten die amerikanischen Fahnder erstmals auch die gesamte Kundendatei der überführten Kinderpornografen sicher, darunter die Namen und Kreditkartennummern von mehr als 250.000 Kunden aus der ganzen Welt!

Drei Jahre sollte es danach noch dauern, bis über die Interpol-Zentrale die Namen und Kreditkartendaten der Kunden der Pornofirma „Landslide“ an Fahnder in den einzelnen Ländern weitergeleitet und ausgewertet wurden und Hausdurchsuchungen folgen konnten.

Natürlich wurden bei mehr als 300 Hausdurchsuchungen am 16. April 2002 in Österreich tausende Beweisstücke beschlagnahmt. Doch auch wenn die Zahl der sichergestellten Videos, CD-ROMs, Computer etc. auf den ersten Blick enorm wirkt, ist sie nur eine kosmetische Darstellung der Behörden. Denn es stellte sich heraus, dass es sich bei zahlreichen vermeintlichen Kinderpornos lediglich um von den Verdächtigen selbst aufgenommene Videos – gewöhnliche Spielfilme –, unbedenkliche Datenträger, harmloses Computer-Equipment oder legale Pornos jeder Art handelte. Dass auch eine stattliche Menge Kinderpornos als Belastungsmaterial gefunden wurde, steht außer Zweifel. Nur: Die Optik wird von Pressesprechern unnötig geschönt und ist daher nicht realistisch!

Bei der „Operation Landslide“ fehlte jegliche internationale Koordination, außerdem hat der Presserummel nach den Hausdurchsuchungen und Beschlagnahmungen wahrscheinlich viele Täter in Deutschland und der Schweiz dazu veranlasst, ihre Computer von Belastungsmaterial zu „säubern“. Erschwerend kommt hinzu, dass das deutsche BKA ein halbes Jahr länger als sein österreichisches Gegenstück brauchte, um tausende Adressen von „Landslide“-Kunden zu sichten. Arbeiteten die deutschen Cybercops gründlicher als ihre österreichischen Kollegen, um Ermittlungspannen zu vermeiden? Immerhin sollen in Österreich auch Wohnungen von Kreditkartenbesitzern durchsucht worden sein, deren Karte schon lange vor dem Einkauf bei den Reedys als gestohlen gemeldet worden war. Sie hätten von vornherein als Verdächtige ausgeschlossen werden können, ebenso wie Journalisten und anerkannte Sexualwissenschafter.

Die Sicherstellung möglichen Beweismaterials hat immer einen schalen Beigeschmack: Jeder Betroffene steht bis zur restlosen Auswertung des bei ihm beschlagnahmten Materials unter Verdacht, ein Kinderpornograf zu sein (obwohl für alle die Unschuldsvermutung gilt). Insbesondere bei diesem Thema springt die Medienmaschinerie besonders schnell an: Namen werden ohne Prüfung auf Wahrheitsgehalt veröffentlicht, Existenzen zerstört, Familien auseinander gerissen und Personen öffentlich geächtet. Wenn sich der geäußerte Verdacht später nicht erhärtet, bleibt zu Unrecht Beschuldigten nur wenig Trost – schließlich interessiert sich die Öffentlichkeit nicht mehr für eine Geschichte, die Monate zurückliegt. Hätten der Exekutive in Österreich rechtzeitig vor dem ersten großen Schlag gegen Kinderporno-Kunden genügend Personal, Technik, Budgets und vor allem wichtige neue Gesetze zur Verfügung gestanden, wäre „Landslide" zweifellos ein grandioser Erfolg geworden ...

Weitere Probleme tauchen bei der Auswertung des umfangreichen Materials auf, das bei den Hausdurchsuchungen in Österreich beschlagnahmt wurde: Da die Austro-Cybercops unterdurchschnittlich ausgestattet sind (sowohl im Hinblick auf die Anzahl der Beamten, und die Fahndungsmethoden als auch auf ihre Technik), wurde von der ermittelnden U-Richterin ein Jahr (!) als Auswertungszeitraum angesetzt – erst dann sollen alle Fakten der „Operation Landslide" auf dem Tisch liegen.

Mit einem Wort: Jeder neue Verdachtsfall von Besitz, Weitergabe oder Produktion von Kinderpornografie in Österreich, der sich durch die Auswertung des „Landslide"-Materials ergibt, wird erst danach „angehängt". Das heißt, seit Mitte April 2002 können für ein Jahr keine neuen Fälle aktuell bearbeitet werden? Sind österreichische Internet-Fahnder restlos überfordert und von Politik und Justiz im Stich gelassen?

Im September 2002 startete unter der Federführung des deutschen BKA in Wiesbaden eine in der deutschen Nachkriegsgeschichte einzigartige Aktion. Im Zeitraum von einer Woche wurden im gesamten Bundesgebiet mehr als 1400 Hausdurchsuchungen bei „Landslide"-Kunden durchgeführt. Es wird länger als ein Jahr dauern, bis das sichergestellte Material restlos ausgewertet ist, denn es wurden mehr als 47.000 Datenträger und

25.000 Videos sichergestellt; unter den Verdächtigen befinden sich Politiker, Polizisten, Journalisten, Universitätsprofessoren und viele, die mit Kindern arbeiten, wie beispielsweise Jugendbetreuer und Lehrer. Noch während der laufenden Durchsuchungen konnten sowohl in Nordrhein-Westfalen als auch in Rheinland-Pfalz zwei Fälle von sexuellem Kindesmissbrauch aufgedeckt werden. Die Täter sind in Haft. Dies wird allerdings nur die Spitze des Eisberges sein: Im Zuge der Auswertung der gefundenen Kinderpornos werden weitere Täter und Opfer ermittelt werden. Ein harter Schlag gegen die Kinderporno-Kunden – ein Schlag, der die Szene weiter verunsichert!

Bisher wurde übrigens nur ein Bruchteil der bekannten Kunden der Reedy-Familie genauer unter die Lupe genommen; viele Pädophile werden in den kommenden Monaten noch ungebetenen Besuch von Cybercops bekommen.

 Immer wieder hört man in den Medien von Schönheitswettbewerben, bei denen ganz kleine Mädchen im Alter ab zwei, drei Jahren antreten müssen. Übertrieben geschminkt und in teure Kleidchen gesteckt, spazieren sie so über den Laufsteg – und zwar oft nicht zum eigenen Amüsement, sondern zur Befriedigung der Geltungssucht ihrer Eltern. Diese Kinder-Schönheitsköniginnen erfüllen das Klischee der „klassischen Lolita“: Auf Fotos und vor Live-Publikum bei Kinder-Misswahlen versuchen die Mädchen, verführerisch und erotisch zu erscheinen.

Zu den bekanntesten „Beauty Queens“ der Vereinigten Staaten gehörte die Ende 1996 ermordete JonBenet Ramsey. Ihre Eltern, die unter Mordverdacht gerieten, präsentierten einer sichtlich irritierten Öffentlichkeit auch eine Reihe von Videos von Schönheitswettbewerben – Darbietungen, die grotesk und tragisch zugleich wirken. Eigentlich haben die Kinder keine Ahnung, weshalb sie auf einer Bühne stehen. Eine Peinlichkeit, die von den Eltern der kleinen Missen gerne unter dem Vorwand „späterer Karrierechancen für den Nachwuchs“ betrieben wird. Da die Ramseys niemals des Mordes an ihrer Tochter überführt wurden und die Tat bis Dezember 2002 nicht aufgeklärt war, bleiben viele Fragen unbeantwortet.

Natürlich haben findige Geschäftsleute aus der ganzen Welt auch diese Einnahmequelle für sich entdeckt und perfektioniert. Sie bieten über als völlig harmlos getarnte Websites hunderte Fotos ihrer jungen Models an. Keines davon entblößt dabei seine Geschlechtsteile, stattdessen begnügt man sich damit, „nur“ gespreizte Kinderbeine zu zeigen, wo eine Unterhose das Nötigste verdeckt. Vor allem in Russland haben sich derartige Websites verstärkt etabliert. Manche jedoch bieten nicht nur ihre billig in Wohnzimmern produzierte Ware – wieder über Verrechnungsfirmen, die etwa 30 US-Dollar pro Monat von den Kreditkarten der Kundschaft einziehen – an, sondern es werden auch Fotoserien nach Kundenwunsch zu einem Preis von 80 Dollar (für etwa 100 Amateur-Digitalbilder) speziell angefertigt! Während man auf den ersten Blick bei vielen Betreibern der „nonnude child model“-Seiten („nicht nackte Kindermodelle“) keine Verdachtsmomente für Schlüpfriges entdeckt, enttarnen Experten auch diese Fotos als eindeutig für eine pädophile Klientel hergestellte Machwerke.

Hierzu meint Dr. Anton Schmid, Kinderanwalt der Stadt Wien: *„Bei den Konsumenten handelt es sich sicher um kranke Menschen, die vielleicht nie zu Missbrauchern würden, deren Sexualität aber so deformiert ist, dass sie dafür Geld ausgeben und sich an den Fotos sexuell erregen. Das ist für mich auf* *jeden Fall auch eine Ausbeutung der Darstellerinnen, wobei ich die sexuelle Ausbeutung aber auf keinen Fall ausschließen möchte."*

Auch persönliche Foto-Sessions sind mit den Mädchen zwischen fünf und 16 Jahren angeblich möglich. Im Zuge der Recherchen für dieses Kapitel stolperte ich Mitte Dezember 2002 über die brandneue Internet-Seite der Firma „G-Models"*. In Leipzig hat der bisher unauffällige Thomas Sch.* eine Modellagentur gegründet, die „jungen Mädchen als Sprungbrett und Kontaktforum zu Fotografen, die sie buchen" dienen soll. Was verwundert: Natürlich verlangt Sch., der sich augenscheinlich sehr sicher fühlt und sogar seine Telefon- und Steuernummer im Internet veröffentlicht, eine Gebühr für das Ansehen der Bilder seiner Models im Internet. Er bietet Mädchen im Alter zwischen acht bis 16 Jahren an.
Die Kinder tragen Badeanzüge, zeigen öfters ihre Unterhosen und flirten offensichtlich mit dem Fotografen. Wieder orten Experten Material für Pädophile! Ein weiteres Indiz für einen engen Bezug zwischen Thomas Sch.s Website und Kinderpornografen: Er kündigt an, über den „Or**d"-Verlag wären demnächst auch Fotobände und CD-ROMs seiner „Werke" erhältlich. Zum Verständnis sei gesagt, dass der „Or**d"-Verlag immer wieder wegen des Verdachts der Verbreitung von Kinderpornografie (stets anhand von Produkten aus der angeblich unbedenklichen FKK-Palette) durchsucht wurde, wobei jedoch niemals Anklage erhoben wurde. Zudem waren nur wenige Wochen nach der Eröffnung Fotos von Sch.s Website im November 2002 auch in einschlägigen Pädophilen-Newsgroups zu finden. Neben den Machwerken seiner russischen Kollegen Alexander F. und Daniel L.!

Bei Sch. kann man Mädchen als Models buchen, 140 Euro soll die Stunde kosten. Wie Sch. seine Kundschaft ausnimmt und mit ihrer Perversion Profit macht, zeigt sein Vorgehensmuster. Neben jener Website, zu der ich ein Passwort um 29,90 US-Dollar gekauft habe, gibt es auf weiteren, ebenfalls kostenpflichtigen Seiten noch mehr Fotos einzelner minderjähriger Modelle! Es wird also mehrfach abgecasht! Vergleicht man die Seite von „G-Models"* mit der einer seriösen Fotoagentur, die junge Models und Kindermodelle anbietet, erkennt man den Unterschied auf den ersten Blick: Dort werden keine kostenpflichtige Fotoserien angeboten, stattdessen gibt es von jedem Kind online eine Set-Card mit zwei oder drei Fotos. Eine Massenpublikation von schlüpfrigen Bildern von Kindermodels wäre für einen Profi niemals akzeptabel.

 Eine eindeutige Nachfrage per E-Mail, wie man die Mädchen buchen könne und wofür sie zur Verfügung stünden, blieb vorerst unbeantwortet. Dass die Agentur von Thomas Sch. in Leipzig also wirklich als Plattform für angehende Models dient, ist fraglich. Indirekte Hinweise ergaben, dass es sich bei den von Sch. abgelichteten Kindern um Mädchen aus Tschechien oder Polen handeln könnte. Es drängt sich der Verdacht auf, dass Sch. genauso wie sein Wiener „Kollege" Jiri K. als „Kinderschlepper" agiert. Nach meiner Anfrage bei Thomas Sch. klopfte auch mein Kollege Gerhard Kahofer telefonisch bei der Jungmodel-Agentur an. In Leipzig meldet sich eine seriös wirkende Sekretärin, die Kahofer erklärt, Herr Sch. sei gerade bei einer Fotosession, rufe aber so schnell wie möglich zurück. Tatsächlich meldet sich Sch. kurze Zeit später. Fotoaufnahmen seien kein Problem, meint er auch noch, als Kahofer klar stellt, dass er an erotische Motive im Grenzbereich der Gesetze denkt. *„Bei dem Mädchen F.* (Anm.: sie ist 13) *ist das gar kein Problem, die hat das drauf. Nur manchen anderen Mädchen muss man alles öfters erklären, dann läuft die Sache schon."* Auch wenn Sch. – wie Jiri K. – niemals konkret wird, steht eines fest: Hier wird Material für Pädophile hergestellt!

Besonders bizarr ist die Tatsache, dass die Eltern der Mädchen, die Sch. über seine Modellagentur anbietet, während der Foto-Sessions im Nebenzimmer warten!

Die letzten Entwicklungen im Fall Thomas Sch. deuten in eine eindeutige Richtung. Auf einer anderen Modell-Seite mit Kindern und jungen Mädchen aus Deutschland wird direkt auf Sch.s Agentur verwiesen. Der Macher der „befreundeten" Site befindet sich derzeit in Untersuchungshaft, da der dringende Verdacht besteht, dass er eines seiner minderjährigen Models missbraucht und dabei auch fotografiert haben soll. Seine Internet-Seite, mit der er viel Geld mit legalen Mädchenfotos verdient, ist nach wie vor online und aktiv. Denn die Inhalte sind eben legal – auch wenn ihr Hersteller und Verbreiter wegen des Verdachts der Kinderschändung im Gefängnis sitzt ...

Sind es tatsächlich deutsche Kinder, die mit dem Wissen ihrer Eltern dem Produzenten und Modellagenturchef Sch. oder seinen „Branchenkollegen" übergeben werden, um Fotos dieser Art zu machen, liegt auf jeden Fall eine Verletzung der moralischen Sorgfaltspflicht vor. Man sollte meinen, dass die breite Öffentlichkeit insbesondere durch die tragischen Fälle von Kindesmissbrauch und sexuell motivierten Mord an Minderjährigen in den vergangenen Monaten sensibilisiert sein müsste. Wieso lassen es dann Eltern zu, dass Fotos ihrer Töchter in Unterwäsche, Badeanzug oder Dessous hundertfach gegen ein saftiges Entgelt im Internet ange-

boten werden?
Derzeit dürfte ein rechtliches Vorgehen gegen Thomas Sch. und Konsorten wohl keine Chance auf Erfolg haben. Immerhin zögerte schon die Staatsanwaltschaft Karlsruhe bei der kleinen Marie* zwei lange Jahre, bis sie von ihrem Peiniger befreit werden konnte. Und das, obwohl damals wesentlich aussagekräftigere Hinweise (Fotos) vorlagen. Vorerhebungen des zuständigen Landeskriminalamts wären aber auf jeden Fall angebracht, denn die Optik, mit der hier junge (deutsche?) Mädchen vermarktet und ausgebeutet werden, ist in jedem Fall äußerst schief ...

* Namen geändert

 Ich erinnere mich noch genau an ein Gespräch im Frühjahr 2002. Mein Gesprächspartner war eine Frau. Sie sagte: „Wenn du den Computer nach einer Recherche abdrehst, dann kehrst du also wieder in die reale, in die heile Welt zurück?“ Diese unerwartete Frage ließ sich nicht sofort und mit nur einem Satz beantworten. Darüber hatte ich noch nie nachgedacht. Auch nicht in langen, mit Wodka und Bier geschwängerten Nächten, in denen man zu viel raucht und über die Ungerechtigkeit diskutiert. Wenn andere sich schön unterhalten wollten, zerstörte ihnen dieses Thema häufig den Abend. Denn einmal angeschnitten – oft nicht einmal von mir selbst –, war die Stimmung ruiniert, der Abend verdorben. Alkohol, der Tröster und kein Genuss.

Nein, eine heile Welt gibt es für mich nicht mehr, seitdem ich zum ersten Mal mit dem Thema Kinderpornos konfrontiert wurde. Ich war ein junger, ambitionierter Journalist, der Karriere machen wollte, und habe mich diesem Thema bewusst ausgesetzt, auch wenn sich die Tragweite und die Absurdität der sexuellen Handlungen durch Kinder oder mit Kindern erst mit der Zeit eingeschlichen haben. Meine Freundin hatte Unrecht. Eigentlich gibt es, wenn ich richtig darüber nachdenke, seit meiner ersten Begegnung mit Kinderpornos keine heile Welt mehr für mich – eine Erkenntnis, zu der ich erst jetzt, nach mehr als zwölf Jahren der Auseinandersetzung mit diesem Thema, gelangt bin.

Ich erinnere mich noch an das erste Mal, als ich ein hartes Kinderporno-Video sah. Im ersten Moment wusste ich nicht, ob ich lachen oder fassungslos sein sollte. In einem 8-Millimeter-Film aus den 70er-Jahren, mit einer der ersten Videokameras von einer Leinwand abgefilmt (!), versuchten ein Mädchen und ein Bub, beide etwa acht Jahre alt, miteinander Sex zu haben. Vor allem die Patina der Farben und das Treiben der beiden Kinder ließ dieses Szenario beinahe grotesk wirken. Noch absurder wurde es, als ich mich an meine eigene Kindheit erinnerte. „Ich zeig' dir meins, du zeigst mir deins“ – das haben wir alle gemacht, vielleicht auch vorsichtig den anderen betastet. Aber ich kann mich nicht erinnern, dass ich nur im Entferntesten daran gedacht hätte, Sex oder Oralverkehr mit einer meiner Schulfreundinnen zu haben. Ich wusste in diesem Alter nicht einmal, was das überhaupt war. Zwar war schon bekannt, dass nicht der Klapperstorch die Kinder bringt, aber was da wirklich abläuft, bis der Bauch einer Schwangeren dick wird, war zu diesem Zeitpunkt noch ein großes Geheimnis.

Weshalb sich erwachsene Männer an solchen Materialien aufgeilen oder sich aktiv an Kindern vergreifen, ist mir bis heute ein Rätsel, wie vermutlich allen anderen „normalen“ Menschen auch.
Der Frage, warum ich mich ausgerechnet mit diesem Thema beschäftige, habe ich in der Vergangenheit schon häufig gegenübergestanden. Diese Frage ist absolut legitim, denn es gibt nur wenige Menschen, die sich jemals auch nur im Ansatz dieser Widerwärtigkeit ausgesetzt haben. Das ist auch nicht nötig! Natürlich war es zu Beginn vor allem journalistische Neugier, wobei die Betonung auf Gier liegt. Skandale verkaufen sich gut und machen Schlagzeilen. Nachdem die ersten Geschichten gedruckt, erste Täter verhaftet und einige Gesetze geändert waren, stand fest, dass ich aus diesem Themengebiet und dem damit verbundenen Eintauchen in die Pädophilenszene in Internet aussteige. Doch es vergingen nur wenige Wochen, bis sich der nächste TV-Sender meldete und eine Story zum Thema wollte. Dann eine Zeitung, die Details über einen Fall wissen wollte. Dann die deutschen Behörden, die mich zu Seminaren für Cybercops einluden. Und dann sind da noch jene, durch die ich bis heute ständig mit dem Thema konfrontiert bin: die Opfer.

Nach den ersten Artikeln über Kindesmissbrauch klingelte immer öfter das Telefon, und Opfer oder verzweifelte Angehörige klagten ihr Leid. Sollte ich einfach auflegen? Wegsehen? In aller Regel war mit der Auskunft über gute Hilfsorganisationen der Fall erledigt, manchmal aber wurde persönliches Engagement daraus, bei dem auch Kollegen der „Kronen Zeitung“ begeistert mitmachten. So zum Beispiel im Fall eines Mädchens, das von vier Buben – davon nur einer strafmündig – vergewaltigt worden war. Ihr wurde ein Schmerzensgeld von 7000 Schilling (508 Euro) zugesprochen, wobei ihre Rechtsanwältin 10.000 Schilling (726 Euro) als Honorar forderte. Das Opfer bekam also keinen Groschen, sondern hatte am Ende sogar noch Schulden. Eine kurze Geschichte in der „Kronen Zeitung“ mit der Nummer eines Spendenkontos, das wir eingerichtet hatten, brachte zwar kein Vermögen, aber immerhin rund 2000 Euro ein. Das Mädchen, das in einem SOS-Kinderdorf wohnt, bedankte sich – aber nicht für das Geld, sondern dafür, wie gut das Wissen tat, dass sich da draußen jemand um einen kümmerte. Dass Menschen auf sein Schicksal aufmerksam wurden und mitfühlten.

Dies ist nur eines von vielen Erlebnissen, die mich länger als zehn Jahre an das Thema Kindesmissbrauch fesselten. Ein anderer Grund liegt in der Ignoranz der Medien und der Politik, die geschändete Kinder zum Tabu erklären, ihr Schicksal und ihr Leiden ignorieren und wider besseres Wissen nicht handeln. Im Grunde sind sie es, die den Opfern Rede und Antwort stehen sollten. Hoffentlich werden sie sich eines Tages damit tatsächlich konfrontieren!

Und dann sind da die Kinder. Sie sind überall. Auf der Straße, in Geschäften, in Parks, in der U-Bahn. Egal ob ein Kind weint, traurig aussieht oder sogar lächelt: In den vergangenen Jahren habe ich viele Kindergesichter gesehen; Gesichter von Kindern, die brutal vergewaltigt werden, und von solchen, die nicht einmal ahnen, welches Verbrechen vor Fotoapparaten und Videokameras an ihnen begangen wird. Jedes dieser Kinder, die ich täglich sehe, könnte eines der unbekannten Opfer sein. Schon beim nächsten Surfen in einer Newsgroup könnte ich genau dieses Kind wiedererkennen, das ich am Tag zuvor auf der Straße gesehen habe. Geschändet, missbraucht, gequält.

Der psychische Umgang mit Kinderpornografie ist schwer. Mein Hausarzt erzählte mir, wie er sich als Student an blutige oder tragische Unfälle gewöhnt hat. Beim ersten Mal musste er sich übergeben, beim zweiten Mal ging es schon besser. Später wurden aus den Menschen Patienten, an denen er seinen Beruf ausübt. Die persönlichen Schicksale traten in den Hintergrund, außer bei, was mein Arzt auch offen zugab, besonders tragischen Ereignissen wie tödlichen Verkehrsunfällen mit Kindern. Da kommt auch der altgediente Herr Hofrat heute noch ins Grübeln, denkt über Gerechtigkeit und Unrecht nach. Ähnliches beobachtete ich an mir selbst: Die Bilder und Videos wurden auf ihre Fakten reduziert. Auf den Tathergang, das Opfer, den Täter, deren besondere Merkmale, die Umgebung des Raumes, Details, die zur Ausforschung des Verbrechers oder des Kindes führen konnten. Aber auch ich habe zu oft die Grenze ins Unerträgliche überschritten – wann immer ich Details erfuhr, was genau mit Opfern über lange Zeiträume passiert war, wie es dazu gekommen war, wer Alarmsignale oder sogar offensichtliche und bekannte Hinweise einfach ignoriert hatte. Oder wenn ich von lächerlichen Strafen gegen Kinderschänder hörte. Als Journalisten können wir etwas bewirken, das weiß jeder von uns. Doch die Bequemlichkeit lässt viele in ihrem weichen Bürosessel sitzen und die Tragik des Alltags verdrängen.

Erst im August 2002 rief mich ein guter Bekannter an und erzählte mir, dem Sohn seiner Lebensgefährtin sei bei einer Art Aufnahmeritual eines österreichischen Fußballclubs eine Klobürste in den After eingeführt worden. Niemand wolle dem ein Ende bereiten, etwas dagegen unternehmen, meinte er. Hätte ich hier auflegen sollen? Ich halte es für meine Pflicht als Mensch, hier zu helfen – auf jeden Fall aber für die Pflicht eines Journalisten, derartige Missstände aufzuzeigen. Nach kurzer Zeit stellte sich heraus, dass jeder der jungen Fußballer dieses Ritual über sich hatte ergehen lassen müssen und dass es sogar zu Verletzungen im Darm gekommen war. Diese Vorgänge seien seit Jahren üblich, ohne dass Trainer oder Aufsichtspersonen je etwas davon mitbekommen hätten. Dies erzählte mir der Junge im Beisein der Psychotherapeutin Rotraud Perner, die seine Glaubwürdigkeit bestätigte und im Notfall psychologische Hilfe leisten sollte. Immerhin griffen die Medien die Missstände rasch auf, und die Kinder- und Jugendanwaltschaft, Psychologen und auch die Staatsanwaltschaft wurden aktiv. Das perverse Aufnahmeritual gehört inzwischen der Vergangenheit an. Inzwischen sind auch andere Sportarten, bei denen ebenfalls Missbrauchshandlungen an der Tagesordnung sind, ins Gerede gekommen. Der Fall des jungen Fußballers könnte der Auslöser für Größeres gewesen sein ...

Ein wesentlicher Punkt sind für mich die Frauen – Frauen, die ich kennen lernte, einige davon auch lieben. Im Laufe der Zeit stellte sich heraus, dass einige von ihnen in ihrer Jugend missbraucht worden waren. Auch diese Gedanken möchte ich endlich vergessen und wieder wie ein Mann auf Frauen zugehen können und nicht wie jemand, der ein mögliches Opfer vor sich sieht. Eines möchte ich jedoch nicht: Mitleid. Denn ich bin ganz bestimmt kein Opfer – auch kein Missbrauchsopfer übrigens –, sondern habe mich aus freien Stücken entschlossen, mich mit Kinderschändern zu befassen. Geister eben, die ich rief ...

Es liegt in der Natur des Themas, dass man bei der Beschäftigung damit alleine ist. Es gibt kaum Menschen – Psychotherapeuten und Cybercops einmal ausgenommen –, die je mit einer solchen Ansammlung an grausamen Verbrechen an Kindern konfrontiert wurden und in jene Abgründe der menschlichen Seele geblickt haben. Die Bilder bleiben im Kopf, jeden Tag und jede Nacht. Besonders wenn man mit sich alleine ist und durch nichts abgelenkt wird. Das Rezept, wie ich in Zukunft mit meinem Wissen umgehen werde oder ob ich es verarbeiten kann, habe ich noch nicht gefunden.

Widerwärtigkeiten kennen keine Grenzen. Viele Verbrechen der Kinderschänder sind in diesem Buch nicht genannt. So zum Beispiel die Vergewaltigung eines Säuglings, auf dessen Gesicht der Täter ejakuliert. Nadeln, die in die Genitalien eines sechsjährigen Mädchens gestochen werden, Blut fließt, das Kind weint und schreit. Kinder, die vor und nach ihrer Vergewaltigung grün, blau und blutig geschlagen werden. Väter, die im Beisein und mit Unterstützung ihrer Frauen ihre eigenen Kinder für Pornovideos missbrauchen. Dieses Wissen ist ein Gefängnis, eine Einzelzelle.

Tiere töten, um zu überleben. In Zeiten der Not oder aus Erhaltungstrieb wird auch vor der eigenen Art und in manchen Fällen sogar den eigenen Jungen nicht Halt gemacht. Aber keine Tierart vergewaltigt seine Jungen. Das ist eine Besonderheit des Menschen.

Dieses Buch ist mein persönlicher Abschluss mit dem Themenkomplex Kindesmissbrauch. Ich möchte die Geister, die ich rief, wieder loswerden und nicht in jedem Kind das potenzielle Opfer eines Kinderschänders sehen. In meinen Augen ist es den Versuch wert, mir wieder eine heile Welt schaffen – auch wenn ich weiß, dass es sie nie gab.

Es gibt keine Entschuldigung für das Wegsehen, wenn Unrecht geschieht. Das werde ich auch in Zukunft nicht tun. Nach diesen Prinzipien zu denken und zu leben, haben mich meine Eltern Susi und Rudolf gelehrt, die es so bei meinen Großeltern und vor allem bei meinem Großvater Rudolf Hofmann gelernt haben. Für diese wichtigste Lektion im Leben widme ich ihnen dieses Buch.

Alexander Haide, im Dezember 2002

Kontakte zu Behörden

Prinzipiell sollte in jedem Land jede Polizeistation als Anlaufstelle für die Meldung von Kindesmissbrauch dienen. Viel zu oft sind die Beamten mit den Tatbeständen überfordert oder nicht ausreichend (psychologisch) geschult. Hinzu kommt noch die Angst vieler Opfer, nicht ernst genommen zu werden. Deshalb haben sich in zahlreichen Ländern Hilfsorganisationen etabliert, die hervorragende Arbeit leisten.
Über die Internetadresse

www.ombudsnet.org

sind viele Informationen über europäische Hilfsorganisationen abrufbar, obwohl die Aktualität leider ein wenig zu wünschen übrig lässt.

Deshalb hier nochmals die wichtigsten Kontaktadressen:
In **Österreich** sorgt die Kinder- und Jugendanwaltschaft für eine flächendeckende Versorgung mit Beratungs- und Hilfseinrichtungen. Entgegengenommen und ggf. weitervermittelt werden Anliegen durch das Wiener Büro:

Kinder- und Jugendanwaltschaft Wien
Sobieskigasse 31
1090 Wien
Tel.: (01) 1708
Fax: (01) 313 24 99 85 900
E-Mail: post@kja.magwien.gv.at
Internet: www.kja.at

In **Deutschland** und der **Schweiz** ist die bekannteste Organisation zur Betreuung von Verbrechensopfern der **Weisse Ring.** Der Verein verfügt über viele Stützpunkte und leitet Anliegen an lokale Stellen weiter.

Weisser Ring e.V.
Info Service
Weberstraße 16
55130 Mainz
Tel. : (06131) 83 03 0
Fax. : (06131) 83 03 45
E-Mail: info@weisser-ring.de
Internet: www.weisser-ring.de

Weisser Ring Schweiz
Dufourstraße 95
8008 Zürich
Tel.: (01) 422 65 62
Fax.: (01) 671 04 06
E-Mail: info@weisser-ring.ch
Internet: www.weisser-ring.ch

 Immer wieder ist auch bei Straftaten im Bereich des sexuellen Missbrauchs von Kindern oder vor allem von Kinderpornografie im Internet von „Hinweisen aus der Bevölkerung" die Rede. Im Prinzip sollte jede Polizeidienststelle in Deutschland, Österreich und der Schweiz qualifiziert sein, Hinweise auf kinderpornografische Inhalte entgegenzunehmen. Die Praxis und viele meiner eigenen Fälle zeigen jedoch, dass manche Behörden schon alleine mit dem Thema völlig überfordert sind. Deshalb nachfolgend einige Kontaktadressen zu Behörden, die übrigens teilweise nicht gerade einfach im Internet zu finden sind. Die regionalen Meldestellen bieten zumeist eine sehr gute Anleitung, wie ein Hinweis zu gestalten ist, damit er auch verwertet werden kann.

Österreich:

BUNDESMINISTERIUM FÜR INNERES
Generaldirektion für die öffentliche Sicherheit
Kriminalpolizei, Abteilung II/10
MELDESTELLE KINDERPORNOGRAPHIE
Josef Holaubek Platz 1
A-1090 Wien
Telefax: (01) 313 45 / 85190.
meldestelle@interpol.at
www.bmi.gv.at

Deutschland:

Jedes Landeskriminalamt nimmt sachdienliche Hinweise entgegen. Eine Liste mit allen Links zu den LKAs finden Sie unter **http://www.bka.de/text/linknational.html**

Außerdem ist die Kinderporno-Meldestelle des BKA eine Anlaufstelle:

Bundeskriminalamt Wiesbaden
65173 Wiesbaden
Tel.: (0611) 55-0
Fax: (0611) 55-12141
E-Mail: info@bka.de
www.bka.de

Schweiz:

In der Schweiz ist die offizielle Meldestelle für Kinderpornografie unter **www.stopp-kinderporno.ch** erreichbar.
Sie arbeitet direkt mit dem Bundesamt für Polizeiwesen zusammen.

Verein STOPP-Kinderporno
Kornweg 9
CH-5603 Staufen
Tel.: (0) 62 892 08 67

Vorsicht!

Im Allgemeinen darf niemand im Internet Kinderpornos suchen und Seiten aufsuchen, auf denen Kinderpornografie angeboten wird. Sie könnten sich strafbar machen! Auf jeden Fall ist es strafbar, Dateien mit kinderpornografischem Inhalt zu speichern. Darüber hinaus zeigt die Praxis, dass die überwiegende Mehrzahl der Hinweise aus der Bevölkerung zu keinen konkreten Ergebnissen führt. Nicht alles, was für den „Normalbürger“ nach illegalem Inhalt aussieht, ist tatsächlich Kinderpornografie!

GASTKOMMENTARE

Über Zugriffe, Begreifen und Abwehr

Miss-Brauch

Leider gibt es noch immer Zyniker, die sich selbst heute noch trauen, sexuelle Übergriffe auf Kinder (unter 14 Jahren) mit Scherzen zu kommentieren. Ich erinnere mich an einen durchaus angesehenen Akademiker, der vor Jahren in einer Diskussion, ob man kleine Buben beschneiden solle, mit lüsternem Lächeln protestierte: „Den Kaugummi darf man doch nicht wegschneiden – haha!“ An diesem heißen Sommerabend trug er ein T-Shirt mit dem Aufdruck „Onkel Monster“. Damals schwiegen alle betreten oder lächelten verlegen. Als er Jahre später als Mitglied eines Pädophilenrings enttarnt wurde, waren die Schweiger von damals schockiert: Man hatte seine Bemerkung für eine kabarettistische Pointe gehalten – nicht für ein verdecktes Outing.

Richtig wäre wohl gewesen, ihm gleich bei seiner pseudowitzigen Bemerkung Einhalt zu gebieten: „Ich finde das nicht lustig!“ Aber fast allen Menschen fehlt ein sozial annehmbares Modell, wie man Grenzen setzt. Stattdessen reagieren die meisten mit Aggression (die sie dann – „höflich“ – zurückhalten) oder Lähmung. Wegschauen. Sie stellen sich tot – so wie viele Tiere, wenn sie mit einem Angreifer konfrontiert sind, den sie für stärker einschätzen.

Aus solchen Selbstschutzreaktionen heraus können Tabus entstehen. Dann darf man nicht merken – nicht „wahr nehmen“ – und auch nicht darüber sprechen. Es fehlen einem dann wirklich die Worte ... und oft bleibt einem sogar die Luft weg.

Das erklärt, weshalb so viele Menschen „wegschauen“:

- Sie kennen meist nur die Erklärungen, mit denen Täter[1] und ihre Verteidiger deren Verhalten rechtfertigen, und das noch dazu aus der medialen Gerichtsaalberichterstattung;
- sie vertrauen oder wollen vertrauen,
- können sich nicht vorstellen, dass jemand absichtlich eine Fassade aufrechterhält, um dahinter seine Müllhalden zu verbergen;
- sie haben aber oft auch – berechtigte! – Angst vor der Aggression von Menschen, deren Gewalttätigkeit sie kennen oder erahnen; dazu zählt unter anderem, auch von diesen mit Racheaktionen verfolgt zu werden, z. B. Verleumdungsklagen;
- in den Medien erfahren sie aber kaum, wie die Überlebenden[2] den Sach-

[1] Entsprechend der Häufigkeit in der …schlechterverteilung nütze ich die männliche Sprachform.

[2] In der modernen …achliteratur wird das …rt „Opfer“ vermieden und durch die …egrifflichkeit „jemand …r/die einen Übergriff überlebt hat“, daher …erlebender“ ersetzt.

verhalt erlebt haben, haben daher auch keine Gegenposition vor Augen, der sie sich anschließen könnten;

- und Verbrechen haben es an sich, dass sie meist dann verübt werden, wenn es keine Zeugen gibt! Man hat also „nur" einen Verdacht – und auch hier fehlt den meisten Menschen eine Verhaltensanleitung, wie man korrekt einen Verdacht äußert, ohne sich als Verräter darzustellen.

In der einschlägigen Fachliteratur[3] findet sich oft der Hinweis, man solle nicht von Missbrauch sprechen, denn damit würde suggeriert, es gäbe auch einen „richtigen Gebrauch" von Kindern, und damit würden sie verdinglicht; ich interpretiere das Wort Missbrauch derzeit als Brauch – als etwas, das leider weit verbreitet, ja sogar fast üblich, deswegen aber noch lange nicht richtig ist.

[3] z. B. auch in meine[m] Buch „Schuld & Unschuld"

Rückblick

Das 20. Jahrhundert wurde auch als das Jahrhundert des Kindes bezeichnet, denn in ihm wurde zumindest in der „reichen", so genannten Ersten Welt die Kinderarbeit abgeschafft, die Kindersterblichkeit bekämpft, die Kinderförderung zum Programm erhoben und zumindest gesetzlich versucht, das Schlagen von Kindern zu verbieten. Dass der Miss-Brauch, Kinder als Sexualobjekte zuzurichten, abzubilden und zu vermarkten, auch ins Blickfeld einer kritischen Öffentlichkeit kam, ist den Selbstzeugnissen aus der Frauenbewegung zu verdanken: In Gesprächsgruppen kamen Frauen dahinter, dass sie nicht „jede allein" Gewalt erlebt hatten, sondern andere genau die gleichen Erfahrungen machen mussten. So entwickelten sich einerseits Selbsthilfegruppen, andererseits literarische Aufarbeitungen eigenen Leids. [4]

[4] z.B.: Armstrong, Lo[uise], „Kiss Daddy Goodnig[ht]" Hassenmüller, Heidi, „Gute Nacht, Zuckerpüppchen", Schweig[er]fer, Nathalie, „Ich wa[r] zwölf"

Das war insofern sensationell, als es im Widerspruch zu der noch zu Ende der 80er-Jahre vorherrschenden „wissenschaftlichen" Sichtweise stand, Kinder fantasierten – ja, wünschten sich sogar Geschlechtsverkehr mit ihren Eltern.

Ich selbst habe noch in meiner psychoanalytischen Ausbildung Ende der 70er-, Anfang der 80er-Jahre die Theorie gelernt: Wenn Kinder etwa zwischen 4 und 6 Jahren in die ödipale Phase träten und in aufkeimender Zärtlichkeit „Wenn ich groß bin, heirate ich Mami/Papi" träumten, hätten sie auch Wünsche danach, Sex zu haben „wie die Großen". Hingegen zeigte vor allem die Studie des amerikanischen Psychoanalytikers und Freud-Forschers Jeffrey Masson[5] über den Briefwechsel Sigmund Freuds mit seinem Freund Wilhelm Fließ rund um die Formulierung von Freuds

[5] Masson, Jeffrey M., „Was hat man dir, du armes Kind, getan?"

„Verführungstheorie“ auf, dass Fließ, dessen „Bedenken“ Freud bewegt hatten, die kindlichen Äußerungen nicht als Realität, sondern als Wunschfantasie zu werten, zu dieser Zeit selbst seinen kleinen Sohn sexuell ausbeutete.

Historisch betrachtet zeigt sich, dass bis ins erste Viertel des 20. Jahrhunderts die sozialen Gegensätze zwischen „Besitzenden“ und damit „Herrschenden“ und armen, ungebildeten „Dienenden“ so groß waren, dass Übergriffe der Mächtigen weitgehend ungeahndet bleiben konnten – es wagte kaum jemand, sie anzuzeigen. Erst wenn eine Leiche unübersehbar wurde, konnte die staatliche Ordnungsmacht eingreifen. Wer etwa das Wiener Kriminalmuseum[6] besucht, kann dort anhand von Zeitungsausschnitten und ausgestellten Beweismitteln nachvollziehen, welche Qualen jugendliche Dienstboten oft erdulden mussten.

[6] 1020 Wien, Große Sperlgasse 24, Tel. +43-1-214 46 78

Üblicherweise versuchen wir dann, unser Vertrauen in die „heile Welt“ zu schützen, indem wir heftig glauben, es wären ganz besonders abartige Menschen, die Kindern oder Jugendlichen „so etwas“ antäten. Ähnliches findet sich bei Masson, wenn er erzählt, wie er auf den Spuren Freuds in seiner Pariser Studienzeit „erfuhr, dass Freud dort den Autopsien beigewohnt hatte ... Ein paar Hinweise von Freud deuten darauf hin, dass er in der Morgue etwas gesehen hat, ‚wovon die Wissenschaft keine Notiz zu nehmen beliebte‘.“ Und weiter schreibt Masson: „In der Morgue erfuhr ich, dass es damals eine ganze Kategorie von französischen gerichtsmedizinischen Publikationen gegeben hat, die sich mit dem Thema Kindesmissbrauch (insbesondere Vergewaltigung) befassten. Freud verfügte über dieses Material in seiner Bibliothek, nahm jedoch in seinen Schriften nie darauf Bezug. Mit großer Wahrscheinlichkeit war er in der Morgue auch Zeuge von Autopsien, die an den Leichen vergewaltigter und ermordeter Kinder vorgenommen wurden.“ [7]

[7] Masson, s. o. S. 14

Solche Kapitalverbrechen schockieren. Von Mord und Vergewaltigung haben die meisten Menschen ja eine „bildliche“ Vorstellung – sie haben derartige Straftaten schon irgendwann in Film und Fernsehen gesehen. Gleichzeitig entsteht genau deshalb die Gefahr, dass man sich „geringere“ Übergriffe nicht vorstellen kann – und schon gar nicht das „innere“ Erleben oder auch die Folgeschäden derjenigen, an denen solche Vergehen begangen wurden. Man fantasiert – und neigt damit zu Über- oder Untertreibungen. Und genau deswegen sind die Selbstzeugnisse Betroffener so wichtig, denn: Experte für sich selbst ist man selbst.

Daher ist wichtig zu bedenken: Nicht jeder, der sich an kleinen Kindern vergreift, ist „pädophil". Und nicht jeder Pädophile vergreift sich an Kindern.

Der Vater, der mit seiner dreijährigen Tochter oder Sohn in der Badewanne plantscht, ist deshalb noch lange nicht übergriffig. Aber wenn er sich dabei sexuell erregt, überschreitet er bereits die Inzest-Grenze. Oder wenn er „rein zufällig" dem Kind zwischen die Beine greift – weil er vielleicht „nur" wissen will, wie klein die Scheide eines Mädchens ist. Und vielleicht einen Folgegedanken wie „Kann da ein erwachsener Mann – z. B. ich – da schon hinein?" verdrängt. Verdrängung bedeutet ja im Gegensatz zum Vergessen: Man weiß überhaupt nicht mehr, was man erlebt/gedacht/gefühlt hat; es ist so, als wäre es nie da gewesen. Beim Vergessen hingegen weiß man, dass man etwas gewusst hat – nur ist es nicht aus dem Gedächtnis abrufbar.

Der Einfachheit halber unterscheide ich in meiner klinischen Arbeit drei Typen von Menschen, die sexuelle Übergriffe auf Kinder begehen:

• **Unaufgeklärte:** Sie handeln oft aufgrund von Fehlinformationen über die „richtige" Sexualerziehung, die sie aus mehr oder weniger seriösen Medien bezogen haben, manchmal auch aus Neugier oder angestachelt durch auffordernde Bemerkungen von Freunden, und - sie stellen ihr Fehlverhalten sofort bestürzt ein, wenn sie erkennen, was sie damit anrichten.

So erinnere ich mich an einen Vater, der mich Ende der 80er-Jahre des vorigen Jahrhunderts in der 1. Wiener Sexualberatungsstelle aufsuchte, weil er von seinen Wirtshauskumpanen gehänselt wurde, dass er seine 14-jährige Stieftochter „noch immer nicht ausprobiert habe". Er war total verwirrt: was stimme nun – das, was er als korrektes Verhalten gelernt hatte, oder das, was die „Kumpels" einforderten. Sein Problem war also, wie er seine Position gegenüber den anderen Männern behaupten könne. An der Stieftochter war er überhaupt nicht interessiert.

• **Gehemmte:** Zu ihnen zähle ich die in irgendeiner frühen Phase ihrer sexuellen Reifung stecken Gebliebene, die sich Angehörigen genau dieser Altersgruppe gleichsam als „Gleichaltrige" nähern. Auch ihre sexuellen Praktiken sind kindlich, ebenso häufig auch ihr Auftreten. Sie zeichnen sich oft durch Witz, aber auch List aus, leben voll Eifer mit und für

Kinder und bieten sich daher oft sehr willkommen als Babysitter, Spielgefährten oder Sportskameraden an.

In meinem Besitz befindet sich ein primitiv gemaltes Blatt mit aufgeklebten Clownsköpfen, auf dem ein – vermutlich älterer – Mann unter voller Angabe seiner Telefonnummer seine Dienste als Babysitter für kranke Kinder anbietet. Ich habe es von einer misstrauischen Mitarbeiterin eines Babysitter-Vermittlungsdienstes „geschenkt" bekommen. Darin listet der Mann als „geschulter, verläßl., liebevoller, erfahrener, geduldiger Babysitter" unter anderem folgende „Dienste" auf: „Ich erlaube mir, Ihnen in Stichworten meine Tätigkeiten im Kindergarten, Hort, Krabbelstube, Kinderheim, Kinderbehindertenanstalt und Kinderspital kund zu geben: ... Kinderspital: Tagdienst: Temp. messen, Puls messen, Blutdruck messen, Harn messen, Ausscheidungen messen, Kinder und Babys waschen, baden, wickeln, Verbände erneuern, der Helferin beim Bettenmachen helfen, Eintragungen, Diät- und Nüchternpläne, Fiebertabelle, bei Untersuchungen und Behandlung dem Arzt helfen, Aufnahme- und Entlassungsarbeiten, Hautpflege, Therapien lt. Verordnung, Spritzen und Infus. vorbereiten, Röntgen, EKG, EEG, PEG, Beschäftigung der Kleinen, Gabelfrühstück, Essen austeilen, nach Plan Med. austeilen, Flascherl verabreichen, Med. vorbereiten, wiegen, messen, Stuhlkontrolle, Harnkontrolle, Einläufe, Wäschestand, Apothekerstand, Gespräche mit den Kindern, während der Besuchszeit beobachten, nachher beruhigen ..." und so weiter und so fort. Ich vermute, dass bereits das ungelenke Verfassen dieser langen Liste dem Schreiber große Lust bereitet hat ...

[8] Perner, R. A., „Menschenjagd. Über die ›glichkeit und Unmöglichkeit des Umgangs ›it sozial unerwünschtem Verhalten" In: ›chuld & Unschuld", S. 149 ff.

An anderer Stelle[8] habe ich das Dilemma der möglicherweise „heilenden" Gerichtsbegutachtung durch „antherapierende" Psychotherapeuten am Beispiel eines etwa 50-jährigen Klienten dargestellt, der von Jugendlichen nach ihrem erfolglosen Erpressungsversuch zusammengeschlagen worden war; als Rache verrieten sie den homosexuellen, in fester Partnerschaft lebenden Akademiker der Polizei als Hobbyfotografen nackter Jünglinge. Als dieser Mann nun nach Einvernahme bei der Sicherheitsbehörde in meine Praxis kam, trug er einen – Matrosenanzug. Auf meine Frage, ob es nicht unklug wäre, sich so mit kurzen Hosen und Flatterkragen auf ein Amt zu begeben, reagierte er verständnislos: So kleide er sich immer an heißen Sommertagen. Dass er Jugendliche in Comic-Positionen ablichtete, passte zu seiner seelischen Verfassung: Er fand sich mit ihnen „spielerisch" auf derselben „Wellenlänge". Privat. Beruflich disziplinierte er sich, einen absolut verlässlichen Beamten darzustellen.

 Aber nicht jeder „Spaß" stellt sich derart pubertär harmlos dar. Ein Beispiel findet sich bei Masson, wenn er zeigt, wie listig Täter die Unglaubwürdigkeit der von ihnen sexuell ausgebeuteten Kinder „inszenieren": Er zitiert den Strafrechtler Paul Bernard (1828–1886) mit einem Beispiel, in dem man den Kindern keinen Glauben schenken wollte: „Eins der Mädchen war neun, das andere elf Jahre alt. Beide behaupteten, sie hätten etwas Buntes auf seinem Penis gesehen (die eine sagte, es sei hellblau, die andere, es sei hellrot gewesen)." Allerdings wurde entgegen der Gewohnheit der Auftrag gegeben, den Angeklagten zu untersuchen. „Das Ergebnis: Der 33 Jahre alte Mann hatte auf dem Schaft seines Penis eine Tätowierung, die einen Teufel mit Hörnern darstellte, dessen Wangen und Lippen zinnoberrot waren." Der Beschuldigte hatte die Mädchen mit dem Versprechen, er könne ihnen den Teufel zeigen, zu sich gelockt ...[9] Tiefenpsychologisch bewertet, zeigt die Wahl gerade dieser „Tarnung" die „Hemmung" im Bedürfnis, die eigenen „dämonischen" Seelenanteile in „verkleinerter" Form „kleinen" Sexualpartnerinnen zu präsentieren und nicht ohne Tarnung und ohne Verkleinerung „großen", nämlich erwachsenen Frauen.

[9] Masson, J.M., s. o. S. 43

Derartige Betonung von „Ich bin ja auch ganz klein" oder „Ich hab ja nur Spaß gemacht" findet sich auch in einem Brief, den ich von einem Insassen einer Strafanstalt zugesandt bekam. Der – der Schrift nach – vermutlich alte Mann verteidigte sich darin als unschuldig verurteilt: Er habe die Kleinkinder, die er bei sich übernachten ließ, wenn deren Eltern ausgehen wollten, doch nicht sexuell missbraucht – er habe bloß Fotos von ihnen gemacht, und dann habe er gefragt: „Traust Du Dich auch, dich auszuziehen?" – und voller Stolz berichtet er weiter: „Und sie haben sich getraut!" Er auch ...

• **Sadisten:** Ihre Lust besteht darin, sich an der Angst oder dem Schmerz anderer zu weiden. Damit „verkehren" sie ihre eigenen – ehemaligen – Hilflosigkeitsgefühle „ins Gegenteil": „Nicht ich bin es, der/die voll Angst darauf wartet, was mir (oder wem anderen) als Nächstes geschieht, sondern Du bist es, der zittert!" Mit dem Fachwort „Wiederholungszwang" bezeichnen Tiefenpsychologen das Phänomen, dass immer wieder und gar nicht absichtlich Situationen hergestellt werden, in denen die Gefühle einer bestimmten „Urszene" neuerlich erlebt werden können (oder müssen). Ob sie sich dann auch einstellen, ist eine andere Frage. So kann man bei dieser Gruppe von Missetätern zunehmendes Verlangen nach stärkeren „Dosen" beobachten, weshalb auch durchaus berechtigt von einer („prozessabhängigen" im Gegensatz zu „substanzabhängigen") Sucht gesprochen werden kann: Es treten ebenso „Entzugserscheinungen“ in der bekannten Weise mit Unruhe und Veränderung der Stimmungslage auf, begleitet von gesteigertem Antrieb und eindimensionaler Zielausrichtung auf das spannungslösende Verhalten.

Zu dieser Gruppe zähle ich auch diejenigen, die ihre sadistischen Inszenierungen – noch – nicht in der Realität herstellen (müssen), sondern die ihre „Fixierung“ vor sich selbst entschuldigen, indem sie sich einreden, es wäre ja „nur“ ein „Besuch“ in der virtuellen Welt der Bildschirmbilder. Oder in der eigenen Fantasie. Aber auch diese Besuche prägen: Sie schaffen Neurosignaturen – Erinnerungsbilder – im Gehirn, die dann durch irgendwelche kaum wahrgenommenen Details wie Geruch oder Laute, Melodien, die das Fühlerlebnis begleiteten, neuerlich ausgelöst werden können und den Wunsch nach Wiederholung starten.

In diese Gruppe reihe ich die Angehörigen von „Elternersatzberufen“ – also Menschen, die professionell erziehen, beraten, pflegen, „heilen“ – ein, wenn sie unter dem Vorwand, mehr über potenzielle Klienten – Täter wie Opfer – erfahren zu wollen, im Internet nach Gewaltdarstellungen surfen: Sie jagen nach ihrem eigenen Grauen.

Ein Paradebeispiel dafür war die Ehefrau eines dieser „Jäger“: Ihr sei unbegreiflich, sagte die bildschöne 30-Jährige, wieso der hoch angesehene Psychologe in seinen nächtlichen „Sitzungen“ am Computer sexualisierte Gewalthandlungen an Kindern „für seine Befriedigung brauche“. In dieser Fragestellung wird der Gedankenfehler deutlich: Der Beginn der Jagd ist die bereits zitierte und oft mit moralischer Ablehnung verbrämte Unruhe, nachschauen zu wollen, ob und was denn aktuell „geboten“ werde. Ein scheinbar reiner Denkprozess – Körperempfindungen und Emotionen werden dabei oft gar nicht wahrgenommen bzw. „verdrängt“. Beim Betrachten taucht dann Erregung auf – und die kann durchaus die aggressive Erregung der Empörung sein. Erst wenn diese ein bestimmtes „Erregungsniveau“ erreicht hat, folgt der spannungslösende Griff zwischen die Beine ... und manchmal Schuldgefühl, häufiger Selbstberuhigung: Wenn andere es nicht auch täten, gäbe es ja das Angebot nicht, logisch – oder?

Als ich mich 1993 im Zuge der geplanten, dann aber nicht in Kraft getretenen – sondern nur durch Einführung des § 207 a) ins Strafgesetzbuch aktualisierten – Novellierung des Pornografiegesetzes für die Strafbarkeit des Besitzes von Pornografie, sofern Kinder als Darsteller gezeigt würden, einsetzte, argumentierte ich u. a. damit, dass hier analog der Hehlerei einem zugrunde liegenden Delikt Vorschub geleistet würde.

Es kommen aber auch betroffene Männer in Beratung oder Therapie ohne von nahe stehenden Personen dazu gedrängt worden zu sein – etwa wenn sie durch ein Buch oder einen Zeitungsartikel dazu angeregt wurden. Als ich noch in der populären Live- Radiosendung „Sexhotline" im dritten österreichischen Rundfunkprogramm nicht nur hilfreiche Gespräche mit Ratsuchenden führen, sondern auch das Angebot der von mir mitbegründeten Wiener Sexualberatungsstellen publik machen konnte, nahm gerade diese Gruppe von sexuell unausgeglichenen Menschen die kostenlose Aussprachemöglichkeit in Anspruch. Besonders ein Mann ist mir in Erinnerung, der klagte, es errege ihn gar nichts mehr – außer Pornografie „mit Unschuld". Als wir in den folgenden Stunden tiefer zu seinen verschütteten Gefühlen vorstießen, kamen unendlich viele Verletzungen durch herrische Muttergestalten zum Vorschein: ab seinem fünfzehnten Lebensjahr wurden Frauen gefährlich und zu Siegerinnen – nur Jüngere ließen ihm das Restchen Selbstsicherheit, dass er „aus sich herausgehen" konnte, wenn auch nur vor dem Videorecorder.

Wird diese Koppelung von Gewalt und sexuellen Handlungen in psychotherapeutischer Behandlung durchgearbeitet, wird sie oft sehr schnell unnötig – nämlich dann, wenn der Gewaltporno-Süchtige seine anderen Gefühle, beispielsweise leidenschaftliche oder zärtliche, wieder wahrnehmen und – aushalten (!) kann. In der Suche nach dem Aushaltenkönnen liegt übrigens häufig das Motiv für die Wahl eines erziehenden, beratenden, heilenden Berufs: Während man das Leid anderer aushält, hält man auch sein eigenes aus.

Psychologisches oder theologisches Wissen allein liefert aber nicht die Anleitung zur Selbsterkenntnis! Die muss man sich in der Selbsterfahrung erarbeiten, nur: In unserer „reizenden", aber auch „ansteckenden" Welt der Bilderüberflutung reicht dazu Meditation in der Einsamkeit nicht mehr aus – man braucht eine fachkundige Begleitperson zum Abstieg in die eigene Tiefe.[10]

[10] vgl. Perner, R. A., „S wie Gott – Von der Macht der Heiler"

- **Pädophile** finden sich in allen drei Gruppen – oder auch in keiner.
- Ebenso finden sich in allen drei Gruppen **Asoziale** – Menschen, die die Spielregeln der Gesellschaft bewusst ignorieren oder brechen. Diese

Gruppe gewinnt ihre Lustgefühle daraus, dass sie sich all den „Stinos" (= Stink-normalen) überlegen fühlt. Sie halten sich für schlauer, „freier" von „Zwängen der Moral" und empfinden sich daher als Elite, die sich ihre Regeln selbst schafft. Manche haben sich dafür eine eigene Ideologie zurechtgebastelt, andere zielen nur auf finanziellen Gewinn in der Zulieferung von „Menschenmaterial" oder Herstellung von Produkten ab. In den Biographien dieser Menschen findet man einen schrittweisen Abbau der Fühlfähigkeit und damit von Mitgefühl. Ihnen bietet kriminelles Handeln die anderweitig nicht erzielbare Erregung, den „Kick". Ihre Lust ist die, „die Gesellschaft" zu schrecken, zu ängstigen oder zu schädigen. Oft sagen sie auch Sätze wie „Warum soll ich mich um die/den kümmern? Um mich kümmert sich auch niemand!" und weisen damit vage auf den selbst erlittenen Seelenmord hin.

Signale

Schon oft wurde mir von besorgten Eltern - aber auch PädagogInnen und anderen, die mit Kindern arbeiten - die Frage gestellt: Woran kann ich erkennen, dass jemand ein pädophiler Gewalttäter ist? Ich sage dann immer: Fragen Sie bitte nicht „Woran?", sondern „Wie?"!

Es gibt keine Checkliste für Tätersignale – ebenso wenig wie es eine Checkliste gibt, woran man erkennen kann, dass ein Kind sexuell ausgebeutet wurde. Jede unmotivierte Veränderung im Verhalten eines Kindes kann Hinweis sein, dass ihm Gewalt widerfahren ist – das kann auch sexualisierte Gewalt gewesen sein. Es kann aber ebenso die „ganz gewöhnliche" Alltagsgewalt der Schläge, des Einsperrens, des Wegnehmens, des Bedrohens gewesen sein. Oder das Kind wurde Zeuge bzw. Zeugin einer Gewalttat, und da besonders häufig derer zwischen den Eltern.

Nun drängt sich leicht so ein Verdacht auf, wenn jemand altersunangemessen kindlich oder auch jugendlich erscheint. Deswegen muss jemand aber noch lange kein Gewalttäter sein. Er oder sie hat vielleicht eine biographische Fixierung in einem Erlebnis in frühem Alter noch nicht „gelöst" – ist also noch an das Verhaltensrepertoire dieser Zeit „gebunden". Oder er will einfach „mit der Mode gehen" – und die ist in unserer Jugend verherrlichenden Zeit oft ziemlich „kindisch". Am besten löst sich diese Unsicherheit, wenn man die betreffende Person einfach fragt: „Mir fällt auf, dass Sie sich sehr jugendlich herrichten – hat das einen bestimmten Sinn?" Dann sieht man meist an Mimik und Gestik, wie die Person reagiert: überrascht („Eigentlich haben Sie Recht ... Daran habe ich noch gar nicht gedacht ..."), dann nachdenklich und schließlich im Versuch, „sich zu erklären". Diese Reaktion würde mich eher beruhigen – nicht hingegen, wenn die befragte Person ausweichend, verschleiernd, rechtfertigend, beschönigend oder, im Gegenteil dazu, aggressiv reagiert. Das würde mich in meinem Verdacht bestätigen.

Wenn ich an die Zeit meiner Mitarbeit in den zwei Wiener Sexualberatungsstellen und die dort immer wiederkehrende Problemstellungen denke , fallen mir folgende Signale ein:

- Unangemessen lang andauerndes „zärtliches" Verhalten im körperlichen Umgang;

So erinnere ich mich an eine Mutter, die trotz heftiger Proteste den Vater ihrer fünfjährigen Tochter nicht davon abhalten konnte, das Kind auf den Schoß zu nehmen, an der Innenseite der Oberschenkel zu streicheln und mit Zungenküssen zu traktieren. Der Mann sagte dann immer zu dem Mädchen: „Deine Mutter ist ja bloß eifersüchtig!" Das total verwirrte Kind zog sich extrem zurück und flüchtete vor beiden Elternteilen ...

- wenn Vater, Stiefvater oder andere männliche Verwandte oder Freunde sich plötzlich besonders um die Körperpflege Heranwachsender kümmern (wollen);

In die Sexualberatungsstelle kam einmal eine Frau, deren neunjährige Tochter einen „Bikini–Ausschlag" (Rötungen und Pusteln an den Körperstellen, die üblicherweise von einem Bikini bedeckt werden) hatte. Die vom Arzt verschriebene Salbe durfte aber nicht sie auftragen, sondern diese Aufgabe verteidigte ihr Lebensgefährte für sich. Die Frau war zutiefst verunsichert, ob das widerborstige Benehmen ihrer Tochter der beginnenden Pubertät zuzuschreiben wäre oder ob es mit dem „besonders guten" Verhältnis zum Lebensgefährten zu tun hätte. Durch die Beratung sensibilisiert, fielen der Frau immer mehr seltsame Intimitäten zwischen dem Mann und ihrer Tochter auf. Sie entschloss sich daher zu einem Wohnungswechsel in eine andere Stadt. Den Mann ließ sie in der alten Wohnung zurück ...

- von sich aus anbieten, mit Kindern und Jugendlichen Ausflüge „über Nacht" zu veranstalten;

Dieses Verhalten findet man oft bei „professionellen“ Kinderfreunden, die dann gemeinsames Duschen oder Schlafen ohne Schlafanzug propagieren, um „näher“ an die Kinder heranzukommen. In dem Buch „Die Lebenswelt der Pädophilen“ von Rainer Hoffmann findet sich eine Vielzahl von Selbstzeugnissen pädophiler Männer, wie sie es anstellen, bei Spielereien („So tun als ob“), inszenierten Wettkämpfen, in Schwimmbädern oder auf Lagern an die Objekte ihrer Begierde heranzukommen[11].

[11] Hoffmann, Rainer, „Die Lebenswelt der Pädophilen“, S. 65 ff.

- ein Kind immer wieder als Modell für Foto und Film ansprechen und an unkontrollierbaren Orten („in der Natur“) ablichten wollen; meist bevorzugen sie ein „auserwähltes“ Kind bzw. einen bestimmten „Typ“.

Eine meiner allerersten KlientInnen war eine Lehrerin, die unter einer Sozialphobie und zwanghaftem Erröten litt. Im Zuge der gemeinsamen Arbeit kam u.a. heraus, dass ihr Vater sie zwischen zwölf und 16 Jahren jeden Sommerurlaub unter Druck gesetzt hatte, sich am Strand in Pin-Up-Girl-Posen (auch oben ohne) fotografieren zu lassen; noch peinlicher war allerdings, dass er diese Fotos im Kollegenkreis herumzeigte und sie auf ihre schüchternen Proteste hin abwimmelte: „Was willst Du – wir sind doch alle Ärzte!“

Das wichtigste Signal überhaupt ist der Protest von Kindern oder Jugendlichen: Wenn sie mit jemanden nicht (mehr) in Kontakt kommen wollen, kann mit großer Wahrscheinlichkeit angenommen werden, dass sich diese Person dem Kind/Jugendlichen in unangemessener Weise genähert hat, vielleicht bereits Übergriffe und vielleicht dazu noch Drohungen oder Einschüchterungsversuche stattgefunden haben, damit das Kind sich niemandem anvertraut.

Womit ist zu rechnen?

Wer den Verdacht hegt oder auch mit sexuellen Übergriffen auf Kinder konfrontiert ist, erlebt sich zumeist zunächst wie betäubt. Man zweifelt an der eigenen Wahrnehmung. Durch die Medienberichterstattung der letzten Jahre sind viele Eltern, Nachbarn, aber auch Angehörige der Berufe, die Kinder pflegen oder erziehen, sehr sensibel geworden, wenn ein Kind verstört erscheint.
So rief mich vor einigen Jahren eine Lehrerin an, der es seltsam vorkam, dass ein Mädchen in der 1. Klasse Grundschule zwei Wochen nach Schulbeginn noch immer keine Hefte, Bücher und Schreibutensilien besaß. Auf ihre Nachfrage weinte das Kind vollkommen verzweifelt, der Vater kaufe

 ihr keine, weil sie ihn nicht „massieren“ wolle ... Das löste bei ihr Fantasien aus – aber keine, wie sie sich jetzt weiter verhalten könnte. Dafür habe ich ihr dann mein Modell des Umgangs in schwierigen Situationen[12] erklärt.

[12] Perner, R. A., „Sch… Dir einen Friedensgeist!“, S. 60 ff.

- Diese Art von Erlahmen des Problem lösenden Denkens zeigt immer an, dass jemand etwas Schockierendes erlebt. Oft fühlt man sich sogar am ganzen Körper wie gelähmt.
- Darauf folgen Versuche, sich das Erlebte auszureden. „Nicht wahrhaben wollen“ wird diese Phase in der Bewältigung schockierender Erfahrungen genannt. Sie wird durch die „Alltagsmythologie“ von der Mitschuld der Opfer genährt. Diese entstammt aber dem Verteidigungsrepertoire der Täter und der Gerichtsaalberichterstattung.
- Die dritte Phase umfasst Gefühle des Kraftverlusts, der Entmutigung bis hin zur reaktiven Depression. Sie zeigt sich in Rückzugstendenzen, Sprechverweigerung, oft auch aggressiver Abwehr von Annäherung.
- Üblicherweise folgt bei Erwachsenen darauf die so genannte Rachephase. Oft erfolgt in dieser Phase die Anzeige (und der Satz „Jetzt kommen'S erst?“). Nur: Kinder haben keine Kenntnis von dieser Möglichkeit, sich Unterstützung von einer übergeordneten Autorität zu holen. (Was aber nicht heißt, dass man sie auch bekommt. So wurde mir unlängst erzählt, einer Frau, die in einer mittleren Stadt die sexuelle Misshandlung ihrer 2-jährigen Tochter anzeigen wollte, wurde dies von der Behörde mit dem Hinweis ausgeredet, sie brauche das nicht zu tun.
- Im Idealfall folgt nach diesem Phasenablauf die bewusste Einordnung des Erlebten in die Biographie: „Das ist mein Erleben – und das ist mein individuelles Leben!“ Wer aber über das Erlebte nicht sprechen – die eigenen Gefühle nicht ausdrücken – kann oder darf, egal aus welchen Gründen, wird diese Integration nicht so leicht schaffen.
- Das gilt für beide Teile solcher „Verstrickungen“. Diese Phasen kann man nämlich nicht nur bei Menschen beobachten, die schockierende Erfahrungen zu bewältigen haben, sondern oft auch bei denen, die sie zufügen. Denn auch diese erleben sich – zumindest beim ersten Mal – ganz anders, als sie sich bisher verstanden haben, und auch das bedeutet einen Schock: Sie sind nicht mehr „heil“ – oder zumindest noch weniger als zuvor.

Wie schwerwiegend die Verletzung der leibseelischen Integrität von Menschen durch sexuelle Gewalt ist, wissen wenige oder wollen es gar nicht wissen. So habe mir angewöhnt, seit Jahren bei jeder sich bietenden

Gelegenheit die Forderung zu erheben, die Überschrift des Zehnten Abschnitts des österreichischen Strafgesetzbuches „Strafbare Handlungen gegen die Sittlichkeit" möge in „Strafbare Handlungen gegen die sexuelle Integrität" geändert werden. Es geht nämlich nicht nur um einen moralischen Wert, der verletzt wird, sondern um konkrete Menschen, die gesundheitlich geschädigt werden, wobei ich gesundheitlich im ganzheitsmedizinischen Sinn – also nicht nur in Bezug auf sichtbare oder tastbare Körperlichkeit – verstehe.

In meiner Begutachtung der oben zitierten nicht in Kraft getretenen Pornografiegesetznovelle habe ich mich daher gegen den Mythos gewehrt, Kleinstkinder verstünden ja ohnedies nicht, was mit ihnen geschähe. Damals habe ich geschrieben: „In den Erläuterungen zum Gesetzesentwurf wird eine Gefährdung als ‚unmöglich (objektiv ausgeschlossen)' bezeichnet, ‚etwa weil die pornografische Darstellung einem Kleinkind, das ihren Gehalt noch nicht zu erfassen vermag, oder aber einem sexuell völlig verwahrlosten Unmündigen (z. B. einer 13-jährigen Prostituierten) zugänglich gemacht wird.' Eigenschaften in der Person des ‚Opfers', die nach meiner Ansicht als erhöhte Schutzbedürftigkeit zu qualifizieren wären (physische, psychische oder soziale Behinderungen), dürfen kein Ausschließungsgrund für die Verpönung des sozial unerwünschten Verhaltens des ‚Täters' sein!"
Und hinsichtlich Kleinkindern schrieb ich, es läge ein Irrtum vor, zu glauben, dass ein Kleinkind durch die Konfrontation mit Pornografie nicht „gefährdet" ist: „Wenn es irgendwo ein Hefterl herumliegen sieht und hineinguckt, wohl nicht. Wenn ihm aber z.B. der Opa im sicheren Bewusstsein, das Kind verstehe ohnedies nichts, in sexueller Erregung ein Hefterl zeigt, wird es nach seinem Verhaltensrepertoire (Abwehrgesten, Weinen, körperliche Unruhe) auf diese ‚gerichtete Aufmerksamkeit' (Wilhelm Reich) reagieren ..."[13]

[13] Perner, R. A., „Schuld Unschuld", s.o., S. 118

Es genügen „zielgerichtete" übergriffige Worte, ja sogar Gedanken, um beispielsweise von einem Säugling „gespürt" zu werden, von Angriffen (im Doppelsinn des Wortes) ganz zu schweigen. Innerhalb einer tiefenpsychologischen Psychotherapie tauchen dann – je nach eingesetzter „Technik" – Erinnerungsfetzen auf, in denen sich die Gefühle dieser „Urszenen" wiederholen. Und an diesen emotionalen Äußerungen kann dann auch die „Reinigungsarbeit" angesetzt werden.
Einfach formuliert ist das, was heilt, das neuerliche Durchleiden der damaligen Stresshormonausschüttungen – nicht aber das Wissen über das

 tatsächliche Geschehen, wie es juristisch bedeutsam ist, wenn es um die Verurteilung eines Täters geht. Auch wenn das Gedächtnis sich etwas nicht „gemerkt" hat – im Bindegewebe sind die hormonellen Spuren verewigt. (Ein Arzt sagte einmal in einer von mir geleiteten Supervisionsgruppe: „Gott verzeiht, das vegetative Nervensystem aber nie!")

Was häufig als „nicht merken" interpretiert wird, ist ein Selbstschutzmechanismus – in der Fachsprache „Dissoziation" -, der bedeutet, dass das Opfer unbewusst und automatisch seine Wahrnehmung aus der Realität abzieht, wenn diese unerträglich wird. Dann erlebt es sich aus der konkreten Situation entfernt, oft sogar räumlich abgehoben, sieht sich vielleicht winzig klein irgendwo unten am Boden ... und kann später auf Befragen keinerlei Angaben machen. Und: Solche „Ausstiege aus der Realität" können immer wieder überfallartig auftreten.

Eine Frau sandte mir einmal die Kopie eines Briefes, den sie an ihren Stiefvater geschrieben hatte. Darin heißt es: „... 1990 schriest Du, ich soll sofort diese halbstarke Jeans ausziehen, sie sei abstoßend und ordinär, dabei leuchteten deine Augen auf, wie die eines Raubvogels in der Nacht, und ich sah in diese Augen, die eine Verwüstung preisgaben, dass ich erschrak. Immer und immer wieder habe ich mich in all diesen Jahren gefragt, was in Dir vorgegangen ist, was Dich veranlasste, meinen hilflosen Kinderkörper zu beschädigen und meine zarte Kinderseele zu zerstören? Unbemerkt fand ich als Kind einen Platz auf dem Dachboden für meinen großen Schmerz. Ich stieg die kleine Leiter hoch, öffnete das Dachfenster und betrachtete die Welt vom Dach aus. Meine Emotionen waren heftig, aber sprachlos. Schmerz, Scham, Trauer. Losgelöst und abgetrennt. Ungeliebt und verstümmelt. In meinen Phantasien löste sich der Kopf vom Körper, wurde größer und größer und freute sich über den Kinderkörper, der zusehends schrumpfte, bis nichts mehr von ihm übrig blieb ..."

Womit man rechnen muss, sind die Schutzbehauptungen der Täter, die

- die Tatsachen der Misshandlung leugnen,
- das Wissen über die Misshandlung abstreiten,
- die Übernahme der Verantwortung für ihr Tun verweigern und
- überdies die Auswirkungen ihrer Taten beharrlich ignorieren[14].

[14] Trepper / Barett, „Inzest und Therapie" S. 146 ff.

Man muss aber auch mit den Abwehrhaltungen privater wie professioneller Personen rechnen. Wir alle werden von klein auf mit so genannten

Alltagsmythen versorgt – simplen Erklärungsmustern, die von denjenigen in die Welt gesetzt werden, die ein Interesse daran haben, dass man nicht selbst kritisch hinterfragt.

Zu solchen Alltagsmythen gehört der Mythos vom „fremden" Täter (statt der nahe stehenden Person, der man vertraut) ebenso wie der vom triebgeschüttelten Tiermann, der sich nicht beherrschen „kann" (statt „will"), oder von der „einmaligen Entgleisung" (obwohl Untersuchungen[15] zeigen, dass derartige Taten wohl geplant, gezielt aufgebaut und durchdacht durchgeführt werden.

re / Swift, „Und bist du nicht willig... Die Täter"

Täter „linken". Sie versuchen, über den Zugriff auf Jüngere, Schwächere, Unwissendere Macht und Kontrolle zu erlangen und zu behalten: Macht auch entgegen der Rechtsordnung, Kontrolle auch entgegen der staatlich befugten Kontrollorgane. So kämpfen sie gegen ihre eigenen Ängste, als machtlos missachtet zu werden. (Nicht von ungefähr finden sich im Kreis der Täter überproportional viele Männer, die nicht über die Statussymbolik der jungen, schönen, gesunden, voll im Erwerbsleben Stehenden verfügen – oder die Sozialschichten angehören, die sich immer wieder beweisen müssen, dass sie sich alles „richten" können, dass sie sozusagen das Recht – ihr eigenes Recht – gepachtet haben.)

Wenn man also etwas gegen sexuelle Ausbeutung von Kindern und Jugendlichen tun will, so muss man

- aufhören, das Thema sensationslüstern aufzubereiten, dafür aber Sachinformation und Konfrontation mit übergriffigen Menschen abzuwehren;
- alle Altersgruppen der Bevölkerung und zwar möglichst frühzeitig auf die Möglichkeit und die Abwehr von Übergriffen vorbereiten;
- nicht dulden, dass Menschen, die sich gegen Gewalt wehren, verspottet oder isoliert werden;
- schon kleinsten Kindern ihre (oft vielfach als Trotz bekämpfte) Selbstbehauptung lassen;
- vor allem Männer motivieren, ihre eigenen Gewalterfahrungen zu über denken und zu wagen, mit sich selbst Mitgefühl zu haben;
- die verbale Ausdrucksfähigkeit von Männern stärken (damit nicht immer nur die Hände oder Fäuste „sprechen" müssen!);
- mehr Wissen über kindliche Sexualität, Reifephasen und das Recht, sich Sexualpartner ohne Druck von wem auch immer auszusuchen, in die

 Bevölkerung bringen;

- flächendeckend Einrichtungen für Zuflucht und/oder Beratung zur Verfügung stellen.

Zitierte sowie weiterführende Literatur:

Armstrong, Louise, „Kiss Daddy Goodnight. Aussprache über Inzest", suhrkamp TB Frankfurt (1978) 1985

Hassenmüller, Heidi, „Gute Nacht, Zuckerpüppchen", Rowohlt TB Reinbek (1989) 1992/1994

Hoffmann, Rainer, „Die Lebenswelt der Pädophilen. Rahmen, Rituale und Dramaturgie der pädophilen Begegnung", Westdeutscher Verlag Opladen 1996

Masson, Jeffrey M., « Was hat man dir, du armes Kind, getan? Sigmund Freuds Unterdrückung der Verführungstheorie", Rowohlt TB Reinbek (1984) 1984/1986

Perner, Rotraud A., „Darüber spricht man nicht – Tabus in der Familie", Kösel München 1998

Perner, Rotraud A., „Schaff' Dir einen Friedensgeist! Gewaltprävention im Alltag", aaptos Wien 2001

Perner, Rotraud A., „Schuld & Unschuld. Täter und Opfer sexueller Mißhandlung", aaptos Wien 1994

Perner, Rotraud A., „Sein wie Gott – Von der Macht der Heiler", Kösel München 2002

Perner, Rotraud A., „Ungeduld des Leibes. Die Zeitrhythmen der Liebe", Orac Wien 1994

Schweighoffer, Nathalie, „Ich war zwölf", Bastei Lübbe (1990) 1992

Trepper, Terry S./Barrett, Mary Jo, „Inzest und Therapie. Ein (system)therapeutisches Handbuch", verlag modernes lernen Dortmund 1991

Wyre, Ray/Swift, Anthony, „Und bist du nicht willig... Die Täter", Volksblatt Verlag Köln 1991

Die Autorin:

Prof. Dr. Rotraud A. Perner, Jahrgang 1944, Juristin, Erwachsenenbildnerin, Psychotherapeutin/Psychoanalytikerin mit eigener Praxis und Supervisorin, allgemein beeidete Gerichtssachverständige, unterrichtet u.a. Gewaltprävention an der Universität Wien sowie Gesprächsmedizin wie auch Sexualberatung und -pädagogik an der Wiener Internationalen Akademie für Ganzheitsmedizin. Sie ist verheiratet und Mutter zweier Söhne.

Was ist Kinderpornografie?

Jede Darstellung eines Kindes, gleichviel durch welches Mittel, bei wirklichen oder simulierten eindeutigen sexuellen Handlungen oder jede Darstellung der Geschlechtsteile eines Kindes zu vorwiegend sexuellen Zwecken.
(Definition: Fakultativprotokoll zum Übereinkommen der UN über die Rechte des Kindes)
Als Kinder- und Jugendanwälte schließen wir jedoch auch den Konsum dieser Produkte als sexuellen Missbrauch mit ein, da erst dadurch der Markt für die Ausbeutung der Kinder gegeben und somit Ursache der kinderpornografischen Industrie ist. Das bedeutet, dass jede Person, die sich an den kinderpornografischen Bildern etc. sexuell erregt, eigentlich sexuellen Missbrauch begeht, auch wenn dieses Verhalten in vielen Fällen nicht strafbar ist. Außerdem steht auch der Konsum derartigen Materials am Beginn von Übergriffen an Kindern.

Was ist sexuelle Gewalt (sexueller Missbrauch)?

Sexuelle Gewalt umfasst sämtliche Handlungen, die die Persönlichkeit, Intimität, Integrität und Sexualität eines Kindes, Jugendlichen oder auf dieser Entwicklungsstufe befindlichen Menschen dazu verwendet, um eigene Sexualität und Gefühle von Macht zu befriedigen.

Dies trifft zu:
- ob dabei berührt wird oder nicht,
- bei versteckten oder ganz offensichtlichen Handlungen,
- ob nur „leichte“ oder extreme Taten gesetzt werden, z.B. Vergewaltigung,
- bei Pornografie mit Kindern und Verwendung bei Medien, wie z.B. dem Internet.

Es können Mädchen wie Buben aller Altersstufen betroffen sein (Säuglinge, Kleinkinder, Kinder, Jugendliche).
Täter sind vor allem Männer, aber auch Frauen; sie können jeglicher Religion, Gesellschaftsschicht, Nation und Altersgruppe angehören.
Am häufigsten passiert sexuelle Gewalt innerhalb des sozialen Umfeldes.
(Definition: P. Wanke, Psychotherapeut, Kinder- und Jugendanwaltschaft Wien)

Kinder- und Jugendanwaltschaften als Vorreiter im Kampf gegen Kindesmissbrauch/Kinderpornografie

Kinder- und Jugendanwaltschaften sind landesweit agierende, unabhängige, weisungsfreie Einrichtungen der einzelnen Landesregierungen, die in Einzelfällen Kindern, Jugendlichen, Erziehungsberechtigten, LehrerInnen etc. bei der Lösung von Problemfällen im Interesse der jungen Menschen behilflich sind. Darüber hinaus sind Jugendanwaltschaften aufgerufen, zu Kinder- und Jugendthemen besonders in der Öffentlichkeit das Wort zu erheben und deren Interessen aufzuzeigen und einzufordern.

Erst im Jahr 1998 hielt der Ausdruck „sexueller Missbrauch" Einzug in das österreichische Strafgesetzbuch – wozu die Kinder- und Jugendanwaltschaften durch ihre engagierte Arbeit maßgeblich beigetragen haben. Bis zu diesem Zeitpunkt war das Thema war weitgehend tabuisiert, und niemand erahnte die Tragweite der Schäden dieses Missbrauches für Kinder (bzw. spätere Erwachsene). Auch die Quantität dieser abscheulichen Handlungen an Kindern wurde vollkommen unterschätzt.
Durch ständiges Aufzeigen und mit Hilfe der Medien ist es gelungen, in der Öffentlichkeit dafür Sensibilität zu schaffen und den Schleier des Verdrängens um dieses Delikt ein Stück weit zu lüften.

Was erschwert die Arbeit mit sexuellem Missbrauch?

Sexueller Missbrauch ist in der Regel ein Vieraugendelikt, das heißt, dass meistens nur zwei Personen am Missbrauch beteiligt sind: das Opfer und der Täter. Durch die Tatsache, dass es in der Regel keine weiteren Zeugen gibt, wird besonders die Aufklärung und in weiterer Folge bei den Gerichtsverfahren die Beweislage wesentlich erschwert.

Noch immer haben Menschen (manchmal sogar Mitarbeiter im Helfersystem) Berührungsängste und verdrängen dieses Thema, sei es aufgrund eigener erlittener Erfahrungen, mangelnden Wissens oder, um die Privatsphäre der Familien vermeintlich zu schützen.

Tätern, die bereits wissen, dass gegen sie ermittelt wird, gelingt es in der Regel ausgezeichnet, die Opfer durch Gewalt bzw. psychischen Druck („Wenn du was erzählst, kommst du ins Heim, und dann hast du keinen Vater mehr") zum Schweigen zu bringen und bauen ein schwer zu durchbrechendes Sicherheitssystem aus Lügen und Gewalt auf.

Auch andere Familienangehörige decken oft den Täter aus verschiedensten Gründen, beispielsweise aus wirtschaftlichen Ängsten, wenn der Täter zur engeren Familie gehört und für das Haupteinkommen der Familie sorgt, oder aber aus Angst vor der Blamage oder vor Scham, wenn der Täter im Verwandten- und Bekanntenkreis zu finden ist. Hier herrscht häufig das Motto vor: Was nicht sein darf, kann auch nicht sein.
Die Opfer hingegen suchen leider meist die Schuld bei sich und schweigen häufig, weil sie sich entweder schämen oder glauben, sie hätten sich dieses Leiden selbst zuzuschreiben.

So bleibt vielen von ihnen nichts anderes übrig, als nahezu perfekte gespaltene Persönlichkeiten zu entwickeln, um schlichtweg psychisch überleben zu können. So z.B. erleben etwa missbrauchte Kinder in manchen Fällen ihren Vater (Täter) einmal als liebenden Vater beim Familienausflug, während des Missbrauchs hingegen als beängstigendes Scheusal. Allein diese unbewusste Rollenverteilung ermöglicht es dem Kind, die Familiensituation überhaupt ertragen zu können.

Missbrauchte Kinder senden zwar Signale nach außen (z.B. aus ruhigen Kindern werden aggressive Kinder, aus lebhaften schweigsame), doch können diese Signale aber auch andere Ursachen haben (z.B. Scheidung der Eltern o.ä.). Nur ExpertInnen können mit sensiblen Gesprächen und Tests mit diesen Kindern Missbrauch als Ursache erkennen.

Leider kommt es noch immer viel zu oft vor, dass den Opfern nicht geglaubt wird, wenn sie versuchen, sich jemandem anzuvertrauen, so dass das Kind alleine mit seinem Martyrium zurückbleibt.

Ebenso geschieht es, dass Menschen es besonders gut meinen, nachdem sich das Opfer ihnen anvertraut hat, und im Übereifer die falschen Schritte unternehmen und somit eine behutsame und klare Aufklärung behindern oder unmöglich machen.

Die Rolle der Kinder- und Jugendanwaltschaften in der Verbesserung der Situation der Opfer

Im Zentrum der Arbeit der Kinder- und Jugendanwaltschaften steht der Kampf um die Verbesserung der Situation der Kinder – von der Unterbindung durch Aufklärung (Prävention) im Vorschulalter bis hin zur gerechten und humanen Behandlung von Kindern bei Gericht. Die Kinder- und Jugendanwaltschaften haben als erste Institutionen österreichweit psychische und gerichtliche Prozessbegleitung angeboten. Hierbei werden die Kinder vor und während eines angezeigten Missbrauchdeliktes betreut, so dass sie in dieser verwirrenden Situation als Zeuge nicht allein gelassen werden.

Bereits seit Mitte der 90er-Jahre existieren Verträge zwischen den Kinder- und Jugendanwaltschaften und den Rechtsanwaltskammern, durch die den jungen Opfern kostenlose anwaltliche Hilfe ermöglicht wurde. Inzwischen wurden diese Leistungen von den staatlichen Behörden und den politischen Verantwortlichen als richtig erkannt und bundesweit eingeführt.
Auch die Forderung der Jugendanwaltschaften nach mehr Geld für Therapien findet immer mehr Gehör, so hat die Kinder- und Jugendanwaltschaft Wien in Kooperation mit der Stadt Wien und Sponsoren und Spendern einen Soforthilfefonds eingerichtet, über den die Kosten für Therapien von bedürftigen Kindern bezahlt werden.

Trotz allem fehlt derzeit in Österreich noch immer ein Opferschutzgesetz, das die Verantwortlichkeit des Staates für die Opfer dieser Verbrechen umfassend bestimmt.

Grenzen der staatlichen Unterstützung im Kampf gegen Kinderpornografie

Da Kinderpornografie durch das Hauptverbreitungsmedium Internet ein weltweites Problem darstellt, sind auch die Grenzen der einzelnen Staaten bei der Bekämpfung leicht nachvollziehbar.

Weltumspannenden Verbrecherorganisationen, die den Hauptteil der Kinderpornografie-Industrie darstellen, kann nur in einer weltweiten Kooperation das Handwerk gelegt werden. Dies ist derzeit aus verschiedenen Gründen jedoch noch nicht ausreichend möglich:

- Es sind nicht alle Länder wirklich kooperationsbereit;
- es gibt unterschiedliche gesetzliche Länderregelungen zum Thema Kinderpornografie und deren Bekämpfung (z.B. Polizeirechte bei verdeckter Ermittlung);
- einige Provider haben teilweise noch Bedenken, sich dieses

Problems massiv anzunehmen;
- die technischen Raffinessen der Pornoanbieter sind derart umfangreich, dass sie immer um etliches schneller bei der Verlegung von Kinderpornografie-Seiten von einem Provider zum anderen sind.

Die Kinder- und Jugendanwaltschaften haben nur im geringen Maß die Möglichkeit, in diesem Kampf mitzuwirken, da sowohl personelle als auch technische und finanzielle Ressourcen fehlen.

Doch trotz allem werden wir als Kinder- und Jugendanwälte versuchen, wo immer es möglich ist, diesen geldgierigen Verbrechern, die Kinder als Lustobjekte erniedrigen und ihnen Schaden zufügen, das Handwerk zu legen.

Die Autoren:
Monika Pinterits, geboren 1953, ist Dipl. Sozialarbeiterin und seit 1999 Kinder- und Jugendanwältin der Stadt Wien. Davor Ausbildung zur Diplomierten Krankenschwester, langjährige Tätigkeit im Krankenhaus Lainz (Intensivstation, Chirurgie), parallel dazu Studium an der Akademie für Sozialarbeit der Caritas Wien. Im Anschluss daran diverse Ämter im Bereich Jugend, Familie, MigrantInnen etc.

Dr. Anton Schmid, geboren 1953, ist seit 1994 Kinder- und Jugendanwalt der Stadt Wien und promovierte 1983 (Pädagogik und Psychologie) an der Universität Wien. Mitarbeit bei SOS-Kinderdorf, Stadt Wien, den Wiener Kinderfreunden, Leiter des Pädagogischen Referates der Bundesorganisation der Österreichischen Kinderfreunde.Lehrtätigkeit an der Akademie für Sozialarbeit, Wiener JugendleiterInnenschule, Animation und Großgruppenanimation, Projektmanagement im gesamten Non-Profit-Bereich.

Dr. Ernst Swoboda, Justitiar der Mediaprint in Wien

AUFDECKUNGSJOURNALISMUS – EINE GRATWANDERUNG AM RANDE DES RECHTS

 Die freie Presse ist eine der tragenden Säulen der demokratischen, freien Gesellschafts- und Rechtsordnung. Ohne sie ist Demokratie nicht vorstellbar, da nur sie Garant für eine effiziente Kontrolle der Politik und der staatlichen Instanzen ist. Eine wesentliche Rolle spielt für diese Funktion insbesondere der so genannte „Aufdeckungsjournalismus", jener Bereich der journalistischen Arbeit, der unter anderem Gefahren, Mängel, Korruption und andere Fehlentwicklungen aufdecken will und soll. Der Europäische Gerichtshof für Menschenrechte (EGMR) umschreibt diese so wichtige Funktion der Presse als jene des „public watchdog", also – im übertragenen Sinne - des „Wachhundes" der Gesellschaft, der immer anzuschlagen hat, wenn er Missstände entdeckt.

Wie definiert sich nun „Aufdeckungsjournalismus" genau? Tatsächlich werden dabei durchaus verschiedenartige Bereiche berührt. Zum einen versucht der Aufdeckungsjournalist Korruption, Mängel und sonstiges Versagen von politischen und staatlichen Instanzen aufzudecken, Vertuschung und Geheimhaltung zu durchbrechen. Zum anderen versteht sich der Aufdeckungsjournalist jedoch auch als Ergänzung der staatlichen Behörden und springt dort ein, wo diese Behörden – etwa weil sie nicht an die notwendigen Informationen kommen – nicht ausreichend effektiv arbeiten können.

Entscheidend für die Effizienz des Aufdeckungsjournalisten ist dabei das rechtliche Umfeld, das seine Arbeit gestaltet, ermöglicht und/oder behindert. Während nun auf europäischer Ebene und in den USA der Aufdeckungsjournalismus sehr hoch geschätzt wird, ist dies in Österreich anders. Hier wird die vergleichsweise noch sehr junge demokratische Tradition durch ein vor allem bei den staatlichen Institutionen nach wie vor stark verankertes Obrigkeitsdenken behindert, das sich in vielen gesetzlichen Regelungen für die Ausübung des Journalismus, noch mehr aber in der Auslegung und Handhabung des Rechts durch Gerichte und Behörden widerspiegelt. Dabei reicht der Bogen der Behinderungen von immer stärkeren Geheimhaltungsvorschriften und Sanktionen gegen Journalisten, die „Geheimnisse" veröffentlichen, bis hin zur Diffamierung von Presseberichten als bloße „Sensationsgier", die es gerichtlich zu bekämpfen gelte. Selbst dort, wo Journalisten unmittelbar bei der Aufklärung von Straftaten helfen, wird dies von österreichischen Gerichten stets argwöhnisch und geradezu eifersüchtig betrachtet, so als wäre es notwendig, die eigene Kompetenz zu verteidigen.

Und das, obwohl die Strafbehörden Hilfe oft dringend nötig haben. Denn ihre gesetzlichen Befugnisse sind fast ebenso beschränkt wie ihre personellen und finanziellen Ressourcen. Gerade in einem Bereich wie der Kinderpornografie und den damit zusammenhängenden „Geschäftsfeldern" der zum Großteil organisierten Kriminalität agieren die beamteten Ermittler trotz größten persönlichen Engagements oft geradezu rührend hilflos.
So scheitert so mancher Ermittlungsansatz einfach daran, dass die vorgesetzten Dienstbehörden die für den Zugriff auf verdächtige Internet-Seiten nötigen – geringen – Abogebühren nicht freigeben ...
Zudem gibt es viele Informationsquellen, die Journalisten (oder auch den wenigen verdeckten behördlichen Ermittlern) viel leichter und besser zugänglich sind als offiziell agierenden Polizeibeamten. So manches Verbrechen wird durch Hinweise von Personen aufgedeckt, die sich ihrerseits auch nicht vollkommen gesetzeskonform verhalten haben. Da wir in Österreich keine umfassende, echte „Kronzeugenregelung" haben (wie etwa in den USA, wo Personen, die zur Aufklärung von Straftaten wesentlich durch ihre Aussage beitragen, sogar Straffreiheit für eigene Verbrechen gewährt werden kann), hüten sich solche Informanten bzw. Zeugen, sich an die Polizei zu wenden. Denn würden sie das tun, wäre nur eines sicher: Dass sie selbst rasch hinter Gittern landen!

Aber natürlich wenden sich nicht nur Straftäter als Informanten an Journalisten. Sehr oft sind die Informanten gesetzestreue Bürger, die vor der Rache der Angezeigten Angst haben – denn auch „Zeugenschutz" ist in der österreichischen Rechtsordnung ein Fremdwort. Lediglich für verdeckte Ermittler der Behörden gibt es einen solchen Schutz ihrer Identität, indem sie vermummt vor Gericht auftreten und aussagen dürfen. Für den „Normalbürger", der ein Verbrechen anzeigt, gibt es diese Möglichkeit nicht. Will er anonym bleiben, aber trotzdem zur Aufdeckung einer Straftat beitragen, hat er nur eine einzige Möglichkeit: sich an einen Journalisten zu wenden, der seine Informationen weitergibt, ihn selbst aber im Rahmen des Redaktionsgeheimnisses schützt.
Gleiches für die zahlreichen Fälle von Informationen aus dem Beamtenapparat selbst – sei es über bloße Missstände, sei es über Straftaten, die entweder von Beamten selbst begangen wurden oder aber in irgendeiner Weise gedeckt bzw. vertuscht werden sollen. Ein Beamter, der sich auf solche Weise an die Presse wendet, begeht dabei formal das Delikt der Verletzung der Amtsverschwiegenheit.

Man sollte glauben, die Rolle des Journalisten bei derartigen Fällen sei eine besonders bequeme. Er erhält Informationen zu brisanten Themen, kann darüber spannende Berichte schreiben und braucht niemandem seine Quellen, geschweige denn Informanten preiszugeben.
Die Realität sieht leider anders aus. Denn sobald ein Pressebericht erscheint, der erkennbar auf unzulässigen Informationen von Beamten beruht, beginnt bei den Strafbehörden oft – und manchmal sogar vor den Ermittlungen in der eigentlichen Strafsache – die Suche nach dem „Verräter“ in den eigenen Reihen. Damit sich der Journalist nicht so einfach hinter dem Redaktionsgeheimnis verschanzen kann, werden dabei nicht selten dem Journalisten selbst Straftaten unterstellt – wobei der Vorwurf der „Anstiftung zur Verletzung des Amtsgeheimnisses“ (der Journalist hätte den seine Verschwiegenheit brechenden Beamten dazu verleitet) noch die harmloseste Variante ist.
Natürlich kommt es fast nie wirklich zu einem Strafverfahren gegen den Journalisten. Die Drohung mit einem solchen Verfahren soll ihn aber so unter Druck setzen, dass er seinen Informanten preisgibt – wonach dann dieser „Verräter“ seiner „gerechten Strafe“ zugeführt werden kann. Es gehört schon einige Charakterstärke dazu, solchen Angriffen zu widerstehen – andererseits ist diese Charakterstärke wohl auch wesentliche Eigenschaft eines guten Aufdeckungsjournalisten!

Doch nicht nur derartige mehr oder minder willkürliche behördliche Repressalien hat der Journalist zu gewärtigen, der sich an die Aufdeckung von Straftaten wagt. Vielmehr wird ihm in aller Regel die Information seines anonym bleiben wollenden Informanten nicht reichen, um einen hieb- und stichfesten Artikel zu veröffentlichen. Denn einerseits muss der Journalist auch die Möglichkeit in Betracht ziehen, dass die Information nicht richtig ist; andererseits muss er damit rechnen, wegen der in einem solchen Artikel stets enthaltenen Vorwürfe von den dadurch Betroffenen gerichtlich belangt zu werden. Und in letzterem Fall muss der Journalist, will er einer Verurteilung wegen übler Nachrede oder Kreditschädigung – oder sein Verlag einer Verurteilung zu einer der zahlreichen Entschädigungen nach dem Mediengesetz – entgehen, in aller Regel die Wahrheit seiner Behauptungen beweisen. Kann er dies nicht, wird er verurteilt. In einem solchen Prozess gerät der Journalist bzw. sein Verlag rasch in die Zwickmühle zwischen drohender Verurteilung, wenn einerseits der Wahrheitsbeweis und dem seinem Informanten zugesagten Schutz andererseits nicht gelingt. Denn natürlich kann sich der Journalist in dem beispielsweise wegen Kreditschädigung gegen ihn geführten Prozess stets auf das Redaktionsgeheimnis berufen und muss seinen Informanten nicht preisgeben; hat er keine anderen Beweise, wird er jedoch verurteilt, weil ihm der Wahrheitsbeweis nicht gelungen ist (ein weiterer Beweis für die tendenziell pressefeindliche österreichische Rechtsordnung).

Im Umfeld all dieser Hemmnisse hat sich der österreichische Aufdeckungsjournalismus zu einem gesunden, aber zarten Pflänzchen entwickelt. Wollen wir, dass hieraus ein starker, allen undemokratischen Stürmen trotzender Baum wird, dann müssen sowohl Gesetzgebung als auch Justiz endlich die volle Bedeutung der freien Presse für die freie Demokratie erkennen und dieser Erkenntnis Taten in Form von gesetzlichen Regelungen und Auslegungen derselben folgen lassen, die den Aufdeckungsjournalisten schützen und fördern, statt ihn wie bisher zu behindern und sogar zu kriminalisieren. Voller Optimismus hoffe ich, dass dies nicht so lange dauern wird, bis unsere Demokratie so alt ist wie jene der USA heute!

Der Autor:
Ernst Swoboda, geboren 1959 in Wien, ist verheiratet und hat eine Tochter. Nach seinem Studium der Rechtswissenschaften Beamter in der Finanzlandesdirektion Wien, dem Finanzministerium und der Finanzprokuratur, wo er zum Anwalt ausgebildet wurde. Seit 1. Jänner 1989 ist Swoboda Justitiar der Mediaprint in Wien. Diverse Fachpublikationen, darunter „Das Recht der Presse“ im Verlag Medien und Recht.

168 Empörend: Pädophile gründen eigenen Verein

Österreich scheint ja doch noch eine Insel der Seeligen zu sein. Als ich vor einiger Zeit im Internet stöberte, stieß ich auf eine Meldung und glaubte, meinen Augen nicht zu trauen. In Deutschland will sich doch tatsächlich ein Verein aus Pädophilen ins Vereinsregister eintragen lassen. Und noch dazu als gemeinnützig anerkannt werden. Der ehemalige Grenzschutzbeamte Dieter K.**, 46, glaubt zu wissen, was die Kleinen so alles lieben. Der bekennende Pädophile, der auf seiner Homepage offen für Sex mit Kindern wirbt, meint, *„gewaltloser Sex zwischen Minderjährigen und Erwachsenen müsse doch straffrei sein"*! Denn auch die Jüngsten mögen solche Spielchen – weiß er aus eigener Erfahrung. Bis vor kurzem gelangte man mittels Link von seiner Homepage sogar auf Seiten mit Fotos von unbekleideten kleinen Mädchen.

Der neue Verein wirbt für mehr Verständnis für Männer, die ein Auge auf kleine Kinder werfen. Bereits bei der Gründungsversammlung gab es ein Problem – etliche der zukünftigen Vereinsmitglieder konnten nicht daran teilnehmen, da sie wegen einschlägiger Sexualdelikte hinter Gittern saßen. K. selbst war 1996 für 18 Monate in Haft, da er einen Versandhandel für Kinderpornos betrieben hatte. Kaum aus dem Gefängnis entlassen, widmete er sich jedoch erneut seinem abartigen Hobby und saß wenig später wieder ein. Diesmal wurden in seinem Ferienhaus unter anderem 150 Videos gefunden, die Sex mit Kindern in allen Variationen zeigten. Jetzt meint K., er sei geläutert, gibt als wichtigstes Vereinsziel die Gefangenenhilfe für Kinderschänder an und möchte (aufgrund der ihm ungerecht erscheinenden Gesetzeslage) auf seiner Homepage auch nur mehr legale Inhalte verbreiten.

„Darf denn das wirklich wahr sein?", frage ich Sie. „Gibt es keine Gesetze, die so etwas sofort unterbinden?" Unsere Recherchen haben ergeben, dass, laut Staatanwaltschaft Trier, die Aktionen des Vereins zwar misstrauisch beobachtet werden, aber man zu wenig in der Hand hat, um einzuschreiten. Oberstaatsanwalt Horst R. spielte diese Ungeheuerlichkeit sogar bloß als „Verstoß gegen die guten Sitten" herunter, die nicht strafbar sei. Auch der Eintrag ins Vereinsregister kann nicht verhindert werden, solange diese Homepage keine kinderpornografischen Texte und Bilder, sondern lediglich eine gesellschaftliche Diskussion enthält – meint der Staatsanwalt.

Was die Gerichte offensichtlich nicht durchsetzen können, haben jetzt Internet-User geschafft. Hunderte empörter Mails wurden an K. geschickt, die Seite regelrecht bombardiert. Wenig später wurde sie aus dem Netz genommen. Der ehemalige Bundesgrenzschutzbeamte gibt dennoch nicht klein bei. Er versucht es jetzt in Hamburg. Dort soll bei einem Amtsgericht die Eintragung ins Vereinsregister beantragt werden. „Guten Abend RTL" und „Radio Hamburg" starten nun gemeinsam eine Protestaktion. Danke!

* aus „familienwelt", 1/2002

** Name geändert

Die Autorin:
Barbara Mucha ist verheiratet, u.a. Verlegerin der Zeitschriften „familienwelt" und „Signora" in Wien.

KINDERPORNOGRAFIE IN DEN MEDIEN

Meine Ausführungen beziehen sich aufgrund der Tätigkeit in der „Zentralstelle zur Auswertung von Kinderpornografie" im Bundeskriminalamt Wiesbaden überwiegend auf den Bereich der Kinderpornografie (Dokumentation des sexuellen Missbrauchs) und nicht auf den ausschließlichen sexuellen Missbrauch von Kindern.

Die intensive Medienberichterstattung der vergangenen Jahre zu den Themen Kinderpornografie und sexueller Missbrauch von Kindern hat neben einer begrüßenswerten „Enttabuisierung" leider auch eine begriffliche Konfusion zur Folge, die eine sachgerechte Diskussion in der Öffentlichkeit erschwert. Durch Begriffe wie:

Kinderpornografie, FKK-Hefte, sexueller Missbrauch, Pädophilie, Kinderschänder, Sextourismus, Kindersex, Kinderprostitution, Kinderporno-Mafia oder Kinderporno-Ring
und „mediale Reizwörter" wie:
Satanismus, Okkultismus, ritueller Missbrauch, vermisste Kinder, Kinderhandel, Organhandel, Snuff-Videos

werden diffuse Assoziationen, darunter auch Ängste hervorgerufen. Dem Leser solcher Schlagzeilen drängen sich vielfältige Fragen auf:

- *Wie hoch ist das Risiko, dass mein Kind zum Opfer wird?*
- *Wo lauern die Gefahren?*
- *Wer sind die Täter? Wie gefährlich sind sie?*
- *Ist der Kinderpornografie-Besitzer ein Kinderschänder?*
- *Gibt es eine „Kinderporno-Mafia"? Eine Mafia, die Kinder „verschwinden" lässt?*

Beantworten die Medien diese Fragen tatsächlich? Oder endet die Berichterstattung dort, wo die Fragen beginnen?
Oft scheint es, als sei die Intention solcher Begriffe, eigene Auflagen auf einem hart umkämpften Medienmarkt zu steigern.
Die Jagd nach Schlagzeilen trifft sich mit dem Wunsch der Bevölkerung nach Information und einer Erklärung für das Unfassbare – der menschenverachtenden sexuellen Viktimisierung von Kindern.
Müssen die Täter nicht verabscheuungswürdige Bestien sein? „Menschen", die nicht aus der Mitte unserer Gesellschaft kommen können?
Der Wunsch nach einem „perversen oder gestörten Einzeltäter" ist verständlich, denn sowohl die Angst, selbst Opfer zu werden, als auch die

Notwendigkeit einer vertieften Auseinandersetzung mit diesem unangenehmen Thema lässt sich mit dieser Vorstellung einfacher verdrängen. Wird diesem Wunsch nach einer weitgehend „heilen Welt" durch eine oberflächliche und undifferenzierte Berichterstattung Rechnung getragen, droht die seriöse Auseinandersetzung mit den Fakten ins Hintertreffen zu geraten.
Aus Sicht der Prävention - der Verhinderung zukünftiger Straftaten - ist die Bedienung gängiger Täter-Klischees durch die Medien jedenfalls bedenklich: Potenzielle Opfer und deren Sorgeberechtigte wiegen sich in einer trügerischen Sicherheit, übersehen mögliche Warnsignale und sind unvorbereitet, wenn der Täter, dem sie sich gegenübersehen, so gar nicht dem Schreckgespenst ähnelt, das oft in den Medien porträtiert wird.

Es gilt deswegen, selbst angesichts von Gefühlen wie Abscheu und Unverständnis, Zusammenhänge und Hintergründe zu verstehen und die sich rund um die Themen sexueller Missbrauch von Kindern und Kinderpornografie rankenden Fragen differenziert zu betrachten. Dies ist die Voraussetzung dafür, die Leiden der Opfer, aber auch die von den Tätern ausgehenden Gefahren für die Gesellschaft besser zu verstehen und einzuschätzen.
Daneben lässt sich die Sinnhaftigkeit der oft in emotional aufgeheizter Stimmung geforderten Maßnahmen gegen die Täter nur dann seriös beurteilen, wenn zumindest grundlegende polizeiliche Erfahrungen berücksichtigt werden. Das mag schwer fallen, insbesondere wenn diese Erfahrungen öffentlichkeitswirksam vorgetragenen Forderungen widersprechen oder sie relativieren.
Wenn man an einem verbesserten Schutz der Opfer vor sexuellem Missbrauch und Herstellung von Kinderpornografie interessiert ist, tut eine objektive Diskussion dieses emotionsbeladenen Themas also Not.

Strafgesetze und Kriminalstatistik in Deutschland

Zu Beginn der Auseinandersetzung mit den Themen sexueller Missbrauch von Kindern und Kinderpornografie sollte ein Blick auf die einschlägigen Vorschriften des deutschen Strafgesetzbuchs (StGB)[1] sowie die entsprechenden Fallzahlen stehen:

[1] …er vollständige Gesetzestext findet sich unter …ww.bka.de („Das BKA" -> „Zentralstelle Kinderpornografie im BKA" -> „Einschlägige Rechtsvorschriften")

- Sexueller Missbrauch von Kindern (§ 176 StGB) – Geldstrafe oder Freiheitsstrafe bis zu 10 Jahren
- Schwerer sexueller Missbrauch von Kindern (§ 176a StGB) – Freiheits-

 strafe von mindestens einem Jahr bis zu 10 Jahren

- Sexueller Missbrauch von Kindern mit Todesfolge (§ 176b StGB) – Freiheitsstrafe nicht unter 10 Jahren bis zu lebenslanger Freiheitsstrafe

- Besitz von Kinderpornografie und versuchte Besitzverschaffung (§ 184 V StGB) – Geldstrafe oder Freiheitsstrafe bis zu einem Jahr

- Verbreitung von Kinderpornografie (§ 184 III StGB) – Freiheitsstrafe von 3 Monaten bis zu 5 Jahren

- Gewerbsmäßiges Verbreiten von Kinderpornografie oder Verbreiten als Mitglied einer Bande (§ 184 IV StGB) - Freiheitsstrafe von 6 Monaten bis zu 10 Jahren

Wie durch die genannten Strafvorschriften deutlich wird, muss ein Täter, der ein Kind sexuell missbraucht, unterschieden werden von demjenigen, der Kinderpornografie besitzt oder verbreitet, ohne einem Kind auch nur nahe gekommen zu sein.

Der Missbraucher handelt direkt zum Nachteil eines Kindes, wobei es in den wenigsten Fällen dabei zur Herstellung von Kinderpornografie kommt.
Im Jahr 2001 wurden in Deutschland laut Polizeilicher Kriminalstatistik (PKS[2]) 15.117 Fälle des sexuellen Missbrauchs von Kindern verzeichnet. Trotz eines leichten Rückgangs um 3% gegenüber dem Vorjahr bleiben die Zahlen und insofern auch die wesentlichen Erkenntnisse der Ermittlungsbehörden zu diesem Deliktsbereich relativ konstant:
Etwa 75% der Opfer sind weiblich, die Täter sind in ca. 95% der Fälle Männer, in 80% der Fälle sind sie über 18 Jahre alt.

[2] s. www.bka.de („Polizeiliche Kriminalstatistik")

Der Kinderpornografie-Konsument verwendet die Dokumentation eines - zumeist nicht selbst verübten - sexuellen Missbrauchs zu seiner eigenen sexuellen Befriedigung.
Das seit 1993 in Deutschland geltende Besitzverbot für Kinderpornografie stellte für Strafverfolger und Konsumenten einen Einschnitt dar. Seither führen Durchsuchungen wegen Kinderpornografie in vielen Fällen in einem Schneeballeffekt zu einer Fülle von Folgeverfahren gegen die jeweiligen Tauschpartner des Beschuldigten. Die Folge sind eine jährlich steigende Anzahl von Ermittlungsverfahren gegen Personen, die Kinder-

pornografie besitzen oder verbreiten. Waren laut Polizeilicher Kriminalstatistik (PKS) im Jahr 1996 noch 965 solcher Verfahren in Deutschland zu verzeichnen, so stieg diese Zahl auf 4.364 im Jahr 2001. Gegenüber dem Vorjahr (2000) stellt dies eine abermalige deutliche Steigerung um ca. 68% dar. Die ermittelten Täter sind in ca. 96% der Fälle Männer, in 87% der Fälle sind sie über 21 Jahre alt.
Überschneidungen zwischen Missbrauchern und Kinderpornografie-Konsumenten sind selbstverständlich möglich, jedoch nicht notwendigerweise gegeben.

Gesellschaftliche Wahrnehmung von Kinderpornografie

Kinderpornografie erregt interessanterweise in der Öffentlichkeit Abscheu, zugleich aber auch Neugier und ist somit eine Art Faszinosum - ein Thema, dem man einfach nicht gleichgültig gegenüber stehen kann. Insofern wird jeder ein Bild von Kinderpornografie haben, das sich üblicherweise aus Berichten über dieses Thema zusammensetzt.

Kinder sind im allgemeinen Sprachgebrauch Personen, die „noch nicht erwachsen sind", also Personen unter 18 Jahren.
Der Begriff „Pornografie" weckt bei vielen unwillkürliche Assoziationen zu Pornoproduktionen, in denen erwachsene Darsteller agieren. Fügen sich jedoch ohne weitere Reflexion diese beiden Begriffsdefinitionen zu einer Vorstellung von Kinderpornografie zusammen, dann besteht die Gefahr, dass dieses Bild nicht annähernd dem gerecht wird, womit sich weltweit Polizeibeamte, Staatsanwälte und Richter, seit dem Siegeszug des Internet aber zunehmend auch Privatpersonen, mehr oder weniger ungewollt konfrontiert sehen.
So erklärt sich möglicherweise, dass die Überprüfung der überwiegenden Anzahl der Hinweise, die täglich bei deutschen Polizeibehörden eingehen, zu keiner Kinderpornografie im juristischen Sinne führt. Weniger als 10% der im Jahr 2002 angezeigten Inhalte stellten tatsächlich Kinderpornografie im juristischen Sinne dar.

Kinderpornografie im Sinne des deutschen Gesetzes

Manchmal herrscht in der Öffentlichkeit Unverständnis und Empörung über vermeintliche „Untätigkeit" der Behörden. Die Voraussetzung dafür, dass Polizeibehörden überhaupt tätig werden dürfen, ist jedoch der Verdacht einer strafbaren Handlung.

 In welchen Verdachtsfällen von Kinderpornografie Ermittlungen aufgenommen werden können, ergibt sich aus den einschlägigen Bestimmungen des Strafgesetzbuchs. In § 19 heißt es unter der Überschrift „Schuldunfähigkeit des Kindes“:
Schuldunfähig ist, wer bei Begehung der Tat noch nicht 14 Jahre alt ist.

Das heißt, ein „Kind“ nach deutschem Recht kann nur eine Person sein, die unter 14 Jahre alt ist. In den meisten anderen europäischen Staaten liegt diese Altersgrenze bei 15 bis 16 Jahren.

Der Begriff „Pornografie“ wird im deutschen Strafgesetz nicht definiert – für gewöhnlich bedient man sich daher einer Definition des Bundesgerichtshofs (BGH):
„Als pornografisch ist eine Darstellung anzusehen, wenn sie unter Ausklammerung aller sonstigen menschlichen Bezüge sexuelle Vorgänge in grob aufdringlicher, anreißerischer Weise in den Vordergrund rückt und ihre Gesamttendenz ausschließlich oder überwiegend auf das lüsterne Interesse des Betrachters an sexuellen Dingen abzielt.“[3]

[3] BGH St 23, 44; 37, 55

Kinderpornografie oder nicht?

Was diese zugegebenermaßen etwas hölzern wirkende Formulierung auf jeden Fall deutlich macht: Die bloße Darstellung eines nackten Kinderkörpers (zum Beispiel beim Spielen, beim Sonnenbad etc.) ist aus rechtlicher Sicht nicht pornografisch, also auch keine Kinderpornografie.

Die Unmenge an Fotos, Videos, Magazinen und Dateien, die auf ein offensichtlich sexuell an Kindern orientiertes Klientel abzielt und unter den verharmlosenden Begriffen „FKK- oder Nudistenmaterial“ zusammengefasst wird, ist also in deutlicher Abgrenzung zur Kinderpornografie im juristischen Sinne zu sehen.
Unabhängig von einer moralischen Bewertung solcher Erzeugnisse und der immensen Geschäfte, die damit weltweit gemacht werden, ist nach derzeitiger Gesetzeslage in Deutschland und den meisten anderen europäischen Staaten weder die Herstellung noch der Besitz oder der Vertrieb dieser „Ware“ strafrechtlich zu beanstanden.
Polizei und Justiz sind in diesen Fällen die Hände gebunden. Erst wenn der Verdacht besteht, dass die gesetzlich definierten Grenzen überschritten wurden, dürfen Ermittlungen beginnen.
Medien greifen beispielsweise oft auf „FKK-/Nudistenmaterial“ zurück,

um ihre Berichterstattung zum Thema Kinderpornografie wenigstens annähernd zu „visualisieren"; denn durch das Abbilden „echter" (nicht unkenntlich gemachter) Kinderpornografie würden sie sich wegen der Verbreitung von Kinderpornografie strafbar machen.
Es besteht die Gefahr, dass dadurch in der Öffentlichkeit der Eindruck entsteht, genau bei dieser Art (juristisch nicht zu beanstandender) Bilder handele es sich um Kinderpornografie.

Hier stehen die Behörden vor einem Problem, das auch in anderen Bereichen der so genannten „Presseinhaltsdelikte" auftritt: Der Gesetzgeber verbietet — aus guten Gründen – den Umgang mit bestimmten (z.B. volksverhetzenden) Inhalten, schränkt damit jedoch gleichzeitig auch eine authentische Berichterstattung über diese Inhalte sowie die Möglichkeit einer umfassenden und fundierten Meinungsbildung ein. Um dennoch entsprechend berichten zu können, bleibt den Medien und den sich daraus informierenden Bürgern nur der Rückgriff auf „noch legales" Anschauungsmaterial, dessen Ablehnung und Verurteilung oft nicht so stark ausfallen wird, wie es bei der Konfrontation mit den „authentischen Inhalten" der Fall wäre.
Das gesellschaftliche Bild von Kinderpornografie und die juristische Definition, die letztlich darüber entscheidet, gegen welche Anbieter und Verbreiter vorgegangen werden kann, können also deutlich divergieren. Dies ist z.B. bei der Bewertung eines Medienberichts über Kinderpornografie sowie sich daraus ergebender Forderungen zu berücksichtigen.

Was ist also Kinderpornografie nach deutschem Recht?
Nach nicht ganz unumstrittener Rechtsauffassung beginnt Kinderpornografie bei der Darstellung eines nackten Kindes, zum Beispiel durch Großaufnahme des Geschlechtsteils oder eindeutig sexueller Posen (z.B. gespreizter Beine), da solche Darstellungen „ausschließlich oder überwiegend auf das lüsterne Interesse des Betrachters an sexuellen Dingen" abzielen. Wer einmal entsprechende Bilder oder Filme, die immer ausschließlich Kinder in den Mittelpunkt des Geschehens stellen und weder eine künstlerische Aussage noch einer Handlung haben, gesehen hat, wird sich dieser Auffassung anschließen. Obwohl kein sexueller Missbrauch im engeren Sinne dargestellt wird, beginnt hier die sexuelle Ausbeutung der „Ware Kind" durch Erwachsene.

Es ist nicht leicht, sich vorzustellen, dass Menschen weiter gehen können. Nach fast acht Jahren in diesem Deliktsbereich bleibt mir zu konstatieren:

 Sie können es, und sie tun es.
Kinderpornografie, so wie sie überwiegend Polizei und Justiz beschäftigt, ist die Darstellung von Personen unter 14 Jahren, an denen Erwachsene sexuelle Handlungen bis hin zum Geschlechtsverkehr in allen denkbaren Varianten (Oral-, Anal-, Vaginalverkehr, Masturbation) begehen oder die nach Aufforderung/Anleitung von Erwachsenen entsprechende Handlungen an sich selbst vollziehen.

Es ist traurige Realität, dass die Perversion der Täter vor keiner auch noch so erniedrigenden und schmerzhaften Form des Missbrauchs von Kindern Halt macht. Erschreckenderweise ist dabei ein Trend zu immer jüngeren Opfern und zu immer brutaleren Missbrauchshandlungen festzustellen. Die Darstellung vaginaler und analer Penetrationen von Säuglingen, Fesselungen und körperlicher Misshandlungen sind ein noch vor 10 Jahren kaum für möglich gehaltener Beleg für diese Entwicklung.
Nicht zuletzt deshalb fordern einige Kinderschutzorganisationen, den vor diesem Hintergrund eher verharmlosenden Begriff der Kinderpornografie durch eine Beschreibung dessen zu ersetzen, was das Gezeigte treffender beschreibt: Kinderfolter-Dokumentationen.

Vor diesem Hintergrund sollten die polizeilichen Aktivitäten und Forderungen gesehen werden: Es geht keineswegs um eine „Zensur" je nach moralischem Standpunkt diskutabler Formen von Kunst oder sexueller Freizügigkeit, sondern um die Bekämpfung verabscheuungswürdiger Straftaten, zu denen jeder – der Missbraucher und Hersteller von Kinderpornografie ebenso wie der „bloße" Sammler – seinen Beitrag leistet.

Erscheinungs- und Verbreitungsformen von Kinderpornografie im Wandel der Zeit

Wie muss man sich Kinderpornografie vorstellen? Wie gelangt man in den Besitz von Kinderpornografie? Medienberichte klammern diese Fragen oft aus, indem sie sich auf den Endpunkt der polizeilichen (Durchsuchung) oder gerichtlichen Arbeit (Verurteilung) konzentrieren.

Voranzuschicken ist, dass Kinderpornografie entgegen der öffentlichen Meinung überwiegend unentgeltlich getauscht wird. Das bedeutet zum einen, dass Kinderpornografie sowohl der eigenen sexuellen Befriedigung als auch der Erlangung weiterer Kinderpornografie dient. Kinderpornografie ist gleichzeitig Ware und Währung.

Aus der Erfahrung kann gesagt werden, dass keine kinderpornografische Darstellung qualitativ zu schlecht ist, um nicht noch einen gewissen „Wert“ für den Besitzer darzustellen. Je neuer, umfangreicher und detaillierter allerdings das Material ist, desto höher der Tauschwert und der Status seines jeweiligen Besitzers. Es versteht sich daher von selbst, dass derjenige, der Bilder/Videos eines eigenen sexuellen Missbrauchs anbietet, eine herausgehobene Stellung innerhalb der „pädophilen Gemeinde“ innehat und bereits die bloße Kontaktmöglichkeit zu ihm einen Wert an sich darstellt, da sie eine Option auf neues kinderpornografisches Material eröffnet.
All dies hat zur Folge, dass Kinderpornografie, wenn sie erst einmal verbreitet wird, nie mehr vom „Markt“ verschwindet. Neben dem eigentlichen Missbrauch ein weiterer bitterer Aspekt für die Opfer, die somit mit dem Wissen leben müssen, dass die Dokumentation ihres Martyriums auch in Zukunft Pädophilen und Sensationsgierigen zur Befriedigung der jeweiligen Interessen zur Verfügung steht.

Auch wenn es durch die verstärkte Medienberichterstattung so erscheinen mag - Kinderpornografie ist kein Phänomen, das erst seit spektakulären Fällen wie „Dutroux“ in Belgien oder „Zandvoort“ in den Niederlanden existiert. Ältere, derzeit immer noch in erheblichem Umfang verbreitete Erzeugnisse stammen beispielsweise aus den 60er- und 70er-Jahren und wurden auf Super-8-Filmen und Fotografien festgehalten.

Noch bis Mitte der 90er Jahre war die Beschaffung von Kinderpornografie ein riskantes Unterfangen. Der Täter war dazu gezwungen, den Schritt in die Öffentlichkeit und damit auch die Entdeckung zu riskieren. Ein direktes öffentliches Anbieten von Kinderpornografie, etwa in den Inseraten einschlägiger Magazine, war natürlich gefährlich. Daher mussten Anbieter, um nicht die Aufmerksamkeit gesetzestreuer Leser oder der Polizei zu wecken, auf Andeutungen und Schlüsselwörter ausweichen, was die Anbahnung von Geschäften mühselig und relativ langwierig machte, indem sie beispielsweise einen Briefwechsel mit gegenseitigem Abtasten voraussetzte.

Daneben war sowohl die Herstellung als auch die Vervielfältigung eigenen kinderpornografischen Materials ohne entsprechende technische Ausstattung (eigene Foto- oder Filmentwicklung, Kopierer, zweiter Videorekorder) entweder nicht möglich oder barg bei der Nutzung von Dienstleistern (Film- oder Fotolabors) ein hohes Entdeckungsrisiko.

 Durch das ständige Kopieren einer nur begrenzt vorhandenen Menge an Kinderpornografie kam ein „schleichender Qualitätsverlust" des im Umlauf befindlichen Materials hinzu – keine Kopie wies die Qualität des Originals auf.

Da die Gier nach neuer Kinderpornografie im wahrsten Sinne des Wortes die „Trieb-Feder" allen Handelns von Kinderpornografie-Konsumenten ist, mussten diese Risiken allerdings in Kauf genommen werden, um an neue Kinderpornografie zu gelangen, und jeweils hier bot sich der Polizei ein Ermittlungsansatz.

Durch all diese Faktoren wurden Angebot und Nachfrage gewissermaßen in Grenzen gehalten. Möglicherweise war dies auch ein Grund dafür, dass das Thema Kinderpornografie bis in die Anfänge der 90er-Jahre nur wenig öffentlich diskutiert wurde. Dies zeigt sich auch daran, dass der Besitz von Kinderpornografie erst 1993 in Deutschland verboten wurde – zuvor also legal war.

Der weltweite Siegeszug des Internet führte dazu, dass sich der Austausch von Kinderpornografie in Form kinderpornografischer Bild- und Videodateien auf dieses neue Medium konzentrierte. Herkömmliche Erscheinungsformen (Videokassetten, Magazine, Fotos) und die damit verbundenen Verbreitungswege verloren in der Folge an Bedeutung, sind jedoch weiterhin festzustellen.
Fast ein Drittel aller bundesdeutschen Haushalte verfügten im Jahr 2001 bereits über einen Internet-Anschluss. Hinzu kommt eine steigende Anzahl von Internet-Zugängen über Schulen, Universitäten und sonstige öffentliche Einrichtungen (z.B. Bibliotheken) und Internetcafés. Grund für diesen „Boom" sind sinkende Preise für Computer, Scanner, Digitalkameras und Datenträger sowie verlockende Angebote der Provider (Freistunden, Flatrates, kostenlose E-Mail-Adressen etc.).

Was bedeuten diese rasanten technischen Entwicklungen für die Kinderpornografie?
Die wichtigste Neuerung des Internet ist die Möglichkeit, aus der vermeintlichen „Anonymität des eigenen Wohnzimmers" heraus entweder über öffentlich zugängliche Foren (z. B. im World Wide Web, Usenet, Internet Relay Chat) oder im direkten Kontakt mit Gleichgesinnten Kinderpornografie zu tauschen. Die virtuelle Welt des Internet macht „Echtkontakte" und damit verbundene Risiken entbehrlich.

Der Austausch von Kinderpornografie im Internet erfolgt zwar immer noch überwiegend kostenlos, jedoch ist seit einigen Jahren ein Trend zur Kommerzialisierung zu beobachten. Interessenten werden kostenpflichtige Mitgliedschaften für passwortgeschützte Bereiche auf Webseiten für 20-60 US-Dollar im Monat angeboten. In diesen Bereichen findet der Kunde eine konzentrierte Sammlung teils neuer Kinderpornografie, die zumeist in regelmäßigen Abständen vom Betreiber der Web-Seite ergänzt wird, um seine Kunden langfristig an sich zu binden. Der Mehrwert solcher kostenpflichtigen Seiten liegt also für die Kunden darin, dass sie nicht lange nach ständig wechselnden qualitativ und quantitativ begrenzten (dafür kostenlosen) Angeboten im Internet suchen müssen, sondern gegen eine monatliche Gebühr eine „feste Bezugsquelle" haben.

Sehr schnell war im Internet festzustellen, dass praktisch sämtliche kinderpornografischen Erzeugnisse, die zuvor in konventioneller Form (Super-8, Fotos, Magazine) vorlagen, eingescannt und somit als Bild- oder Videodateien im Internet verfügbar waren. Spätestens damit war jede Hoffnung dahin, dass sich Kinderpornografie nach Ablauf einer, wenn auch sehr langen Zeitspanne, im wahrsten Sinne des Wortes physisch auflösen und somit dem „Markt" entzogen werden könnte.
Heute werden elektronische Dateien getauscht, indem man absolut identische Kopien per Mausklick erstellt und in Bruchteilen von Sekunden und weltweit weitergibt. Das Wort Kopie ist damit in Zeiten elektronischer Informationsübermittlung obsolet – es gibt eine Fülle „identischer Originale".
Digitale Kameras, die derzeit den Markt erobern, ermöglichen darüber hinaus die direkte Einspeisung der Aufnahmen in elektronischer Form auf die Festplatte des eigenen Computers. Damit entfällt ein erhebliches Entdeckungsrisiko: die Entwicklung des hergestellten Materials durch Dritte. Die Handhabung moderner Digitalkameras ist einfach, die Qualität der Aufnahmen beeindruckend: Sie liefern sowohl gestochen scharfe Bilder als auch Videos. Im Rahmen der vom Bundeskriminalamt im März 2002 initiierten weltweiten Operation „ARTUS" wurden auf den Rechnern einiger Beschuldigter kinderpornografische Videosequenzen mit Ton in einer Länge von bis zu einer Stunde sichergestellt.
Es darf vermutet werden, dass Täter, die früher aus Angst vor Entdeckung oder wegen mangelnder Aufzeichnungsmöglichkeiten keine Kinderpornografie herstellten, dazu aufgrund der zwischenzeitlich zur Verfügung stehenden technischen Hilfsmittel heutzutage eher bereit dazu sind. Insofern fördert die technische Entwicklung zwar nicht den sexuellen Miss-

 brauch von Kindern, jedoch die zusätzliche Herstellung von Kinderpornografie.

Diese Entwicklung lässt sich deutlich an der Zusammensetzung der im Internet verfügbaren kinderpornografischen Dateien ablesen. Stellten die altbekannten Bilder aus Magazinen und Super-8-Filmen jahrelang etwa 80-90% des gesamten kinderpornografischen Materials im Internet dar, so verschiebt sich dieses Verhältnis seit etwa 1997 in Richtung neuer und offenbar digital aufgenommener kinderpornografischer Bildserien.

Laut Polizeilicher Kriminalstatistik kam es in Deutschland im Jahr 2001 in 139 Fällen des sexuellen Missbrauchs von Kindern (unter 1%) zusätzlich zur Herstellung von Kinderpornografie. Dies bedeutete gegenüber dem Vorjahr einen Anstieg von 39%. Auch die Anzahl der Opfer in diesen Dokumentationen stieg von 122 im Jahr 2000 auf 162 (+ 33%) im Jahr 2001. 70% der Opfer waren weiblich, 90% der Täter männlich (beim weiblichen Täteranteil handelt es sich überwiegend um Mittäterinnen).

Virtuelles Medium - virtuelle Opfer?

Die Aussagen ermittelter Kinderpornografie-Konsumenten gegenüber der Polizei gleichen sich in vielen Fällen:
„Ja, man ist sich der Strafbarkeit des Besitzes von Kinderpornografie bewusst. Keinesfalls missbraucht man selbst Kinder. Man fühlt sich natürlich auch nicht sexuell zu Kindern hingezogen, ist also nicht pädophil.“

Eine schlüssige Erklärung für den Besitz teilweise umfangreicher kinderpornografischer Sammlungen bleibt die Mehrzahl der Täter schuldig. Zahlreich sind jedoch die Erklärungs- und Entschuldigungsversuche:
„Es handelt sich doch nur um „virtuelle“ Bilder. Bilder, die ohnehin im Internet kursieren und deren Besitz oder Verbreitung daher niemandem mehr schadet. Bilder, die in etlichen Fällen sogar bereits vor 20 bis 30 Jahren hergestellt wurden.“

Es wäre fatal, sich einer solchen Argumentation anzuschließen, denn sie dient nur einem Zweck, der Rechtfertigung der Täter, der Bagatellisierung der Schuld sowohl im juristischen als auch im moralischen Sinne. Wer auf dieser Ebene diskutiert, übersieht das Entscheidende:
Kinderpornografie, ob in „konventionellen Medien“ (Videos, Fotos, Magazinen) oder im Internet (Bild- und Videodateien), ob 20 Jahre oder 20

Tage alt, ist immer Beweismittel für eine gravierende Straftat zum Nachteil der Schutzbedürftigsten einer Gesellschaft - Beweismittel des sexuellen Missbrauchs von Kindern.
Ohne den sexuellen Missbrauch von Kindern entsteht keine Kinderpornografie. Dieser Missbrauch fand oder findet real statt und zwar - betrachtet man die in den letzten Jahren aufgetauchten neuen kinderpornografischen Dateien - übrigens überwiegend in der westlichen Welt (USA und Westeuropa) und auch durchaus im deutschsprachigen Raum. Täter und Opfer sind also „mitten unter uns“ und nicht, wie beim so genannten Sextourismus, weit weg und damit einer weitergehenden Auseinandersetzung mit unangenehmen Fragen enthebend.

Wie entsteht Kinderpornografie?

Der Herstellung von Kinderpornografie geht in aller Regel ein oft langjähriger sexueller Missbrauch des Opfers voraus. Nur so ist es dem Täter möglich, eine Beziehung zum Opfer aufzubauen, in der keine Anzeige bei der Polizei oder beim Jugendamt erfolgt. Darum schweigen die Opfer und wenden sich nicht an Eltern, Freunde oder Lehrer. Sie sind gefangen in einem auf Drohungen oder Versprechungen begründeten Abhängigkeitsverhältnis zum Täter, aus dem sie ohne Hilfe Dritter in der Regel nicht ausbrechen können.

Nur Personen aus dem sozialen Nahbereich des Opfers, die einen legitimierten Umgang mit dem Kind haben (Eltern, Verwandte, Bekannte, Lehrer, Pfarrer, Sporttrainer usw.), können ein solches Abhängigkeitsverhältnis unbemerkt und über einen längeren Zeitraum hinweg aufbauen und den Geheimhaltungsdruck auf das Opfer aufrechterhalten.
Diese Aussage wird durch die Zahlen der Polizeilichen Kriminalstatistik unterstützt, wonach in Deutschland in den vergangenen drei Jahren jeweils deutlich mehr als 80% der Opfer der Herstellung von Kinderpornografie in einer Vorbeziehung (Verwandtschaft, Bekanntschaft) zum späteren Täter standen und mehr als die Hälfte der Täter, die Kinder sexuell missbrauchten und dabei Kinderpornografie herstellten, in der Tatortgemeinde des Opfers wohnhaft waren.

Oft gelingt es den Tätern, insbesondere Kinder auszumachen, denen Zuspruch, Unterstützung und Geborgenheit fehlen - und genau diese Defizite beim Kind gleichen die Täter aus, indem sie, natürlich mit einer völlig anderen Zielsetzung, für das Kind „da sind“.

Ist die Grundvoraussetzung, der regelmäßige und meist zumindest zu Beginn vertrauensvolle Umgang mit dem Kind geschaffen, wird der Täter zunächst die individuellen Grenzen des Kindes austesten.

Es wird zu ersten „flüchtigen" Berührungen kommen, die sich in der Folgezeit bis hin zum schweren sexuellen Missbrauch intensivieren können. Irgendwann in dieser Entwicklung empfindet sich das Kind subjektiv als Teil einer „stillen Komplizenschaft" mit dem Täter. Perfiderweise gelingt es vielen Tätern, bei den Opfern Schuldgefühle zu wecken. Viele der missbrauchten Kinder fragen sich, ob sie durch fehlende Gegenwehr Einverständnis signalisiert, den Täter durch den anfänglich unbefangenen Umgang möglicherweise sogar „ermutigt" haben.

Ab diesem Zeitpunkt fühlt sich das Kind mitschuldig am Geschehen und kann aus Angst und Scham meist nicht mehr aus eigener Kraft aus dem Teufelskreis ausbrechen. Dann gibt es das „kleine Geheimnis", das nur Täter und Opfer teilen.

Einwänden oder Ablehnungsversuchen des Kindes wird der Täter situativ begegnen - durch Beschwichtigungen, Lob, Versprechungen, Erpressungen, Geschenke bis hin zu psychischer und physischer Gewalt, wobei körperliche Gewalt in den seltensten Fällen zur Anwendung kommt.

Gelingt es dem Täter, diese „Komplizenschaft" mit dem Kind herzustellen, stehen sowohl dem wiederholten sexuellen Missbrauch, als auch dem Anfertigen von Bild- und Videoaufzeichnungen keine Hindernisse mehr entgegen. In einigen Fällen richteten Täter ihre Opfer durch das wiederholte Vorführen von Kinderpornografie regelrecht auf diesen eigene Foto- oder Filmaufnahmen ab. Den Opfern wird dadurch suggeriert, dass dies ja bereits andere Kinder zuvor getan haben. Jeglicher Widerstand des Opfers ist bis dahin bereits physisch oder psychisch gebrochen.

Dies ist einer der Gründe, warum sich kinderpornografische Aufnahmen dem Betrachter fatalerweise oft als „gewaltlos" darstellen und unbewusst ein „Mitmachen" des Opfers unterstellt werden könnte.

In Wirklichkeit wird der Betrachter von Kinderpornografie jedoch Zeuge einer Momentaufnahme auf einer oft jahrelangen „Zeitachse des Missbrauchs", innerhalb derer der Missbrauch für das Opfer zur „Normalität" geworden ist - der Einsatz körperlicher Gewalt ist nicht (mehr) notwendig oder erfolgt zumindest nicht vor der Kamera.

Diese Fälle des Missbrauchs dauern daher in der Regel über mehrere Jahre an, bis sie entweder von außen (durch Polizei, Jugendamt, Scheidung) beendet werden, das Opfer aufgrund der körperlichen Entwicklung für den Täter uninteressant wird oder es irgendwann die Kraft findet, sich dem Täter zu entziehen.

Mythen und Fakten

Die Opfer kinderpornografischer Bilder und Filme in allen dem Bundeskriminalamt Wiesbaden bekannten Fällen sind also weder entführte noch vermisste Kinder. Wiederholte gegenteilige Behauptungen durch Medien, Selbsthilfeorganisationen oder selbst ernannte Experten, meist anlässlich aktueller Vermisstenfälle geäußert, ändern daran nichts.

Vermutlich resultiert diese weit verbreitete Vorstellung aus der Annahme, nur ein „Fremder" sei zu solchen Handlungen fähig. Den Täter in der Familie oder unter Bekannten und Freuden zu suchen, ist aus Sicht der Eltern verständlicherweise zunächst einmal völlig abwegig. Außerdem ist es für Eltern, die in einer quälenden Ungewissheit und Angst um das Schicksal ihres verschwundenen Kindes leben, oft eine Art letzter Strohhalm, darauf zu hoffen, dass ihr Kind noch am Leben ist; selbst wenn diese Hoffnung impliziert, dass es Opfer andauernden sexuellen Missbrauchs sein könnte.
Wenn Ähnlichkeiten zwischen kinderpornografischen Aufnahmen und vermissten Kindern bestehen oder unterstellt werden, entsteht ein erheblicher öffentlicher Druck auf die ermittelnden Sonderkommissionen. In einigen Fällen gab es bereits entsprechende Ersuchen an das Bundeskriminalamt, Bilder des jeweils verschwunden Kindes mit den fraglichen kinderpornografischen Aufnahmen zu vergleichen. Aufgrund der Vergleichssammlung beim Bundeskriminalamt zu bekannten Opfern/Tätern und dem Wissen zum Zeitpunkt der ersten belegbaren Verbreitung einzelner Aufnahmen gelang es bislang in sämtlichen Fällen, den Nachweis zu führen, dass es sich bei dem abgebildeten Kind nicht um das vermisste Kind handeln kann. Es fällt angesichts des tragischen Schicksals der Eltern nicht leicht, diese verzweifelte Hoffnung zu zerstören – dennoch ist es im Sinne aller Beteiligten, die polizeilichen Ermittlungen in die richtige Richtung zu lenken und vor falschen Fährten zu bewahren.
Die im Zusammenhang mit vermissten Kindern immer wieder gerne ins Feld geführte Existenz einer „Kinderporno-Mafia", die Kinder in Deutschland zur sexuellen Ausbeutung entführen sowie Kinderpornografie herstellen und vermarkten lässt, kann weder durch polizeiliche Erkenntnisse in Deutschland noch im Ausland bestätigt werden. Wozu sollte eine kriminelle Vereinigung z.B. in Osteuropa auch das Risiko der Entdeckung bei Entführungen in Deutschland eingehen, wenn im eigenen Land aufgrund der wirtschaftlichen Verhältnisse Straßenkinder gegen geringe Geld- oder Sachleistungen für entsprechende Machwerke zur Ver-

 fügung stehen? Diese Aussage lässt sich durch einige Fälle belegen, in denen in Osteuropa eine kommerziell motivierte Herstellung und anschließende Vermarktung von Kinderpornografie über das Internet erfolgte. In den betroffenen Staaten herrscht zumeist aufgrund wirtschaftlicher und politischer Probleme ein geringes öffentliches Interesse am Schicksal der sexuell ausgebeuteten Kinder. Dies geht oft mit einer geringen Strafandrohung für den sexuellen Missbrauch und unzureichenden rechtlichen (Gesetze) oder tatsächlichen (Ausstattungs- und Ausbildungsstand der Polizei) Voraussetzungen für Ermittlungen im Internet einher.
Somit bieten sich den Tätern aufgrund der weltweit immensen Nachfrage bei einer Vermarktung über das Internet maximale Gewinnspannen bei minimalem Verfolgungsrisiko. Sofern hier energische Gegenmaßnahmen staatlicher Behörden in Osteuropa weiter ausbleiben, ist zu erwarten, dass die Zahl solcher bislang nur vereinzelter Fälle zunehmen wird.

Kinderpornografie entsteht auch nicht in den tragischen Fällen, in denen Kinder entführt, missbraucht und letztlich getötet werden. Diese schwerwiegensten aller denkbaren sexuellen Ausbeutungen von Kindern sind in der Regel mehr oder weniger spontane Entführungen, denen nach dem sexuellen Missbrauch die Tötung des Opfers aus Angst vor Entdeckung folgt. Gegen den Eindruck, dass sich die Anzahl dieser Fälle in Deutschland erhöht hat, sprechen die relativ konstanten Fallzahlen der letzten neun Jahre. Die Zahl der kindlichen Opfer von Sexualmorden in diesem Zeitraum lag durchschnittlich unter drei (zwischen eins und sechs).

Einen weiteren „finalen Mythos“ stellen „Snuff-Filme“ dar. Der Begriff „Snuff“ stammt aus dem Englischen und bedeutet „auslöschen“ oder „vernichten“. Im Zusammenhang mit Filmen bezieht sich „Snuff“ auf das reale, also nicht gespielte Töten von Menschen vor laufender Kamera. Gerüchte über „Snuff-Filme“ gibt es bereits seit Mitte der 70er-Jahre, in den letzten zehn Jahren überwiegend im Zusammenhang mit sexueller Gewalt gegen Kinder.
In gewisser Weise verwundert dies nicht, denn wäre das nicht der „ultimative Kick“ für ein Klientel, das offenbar nach immer neuerem, grausameren Material giert?
Gleichzeitig finden sich immer Medienvertreter, die auf der Suche nach der alles beherrschenden Titel-Story bereitwillig und teils ohne sorgfältige Überprüfung bloße Gerüchte über die Existenz dieser Filme publizieren. Interessenten und Medien – beide bereit, für derartiges Material viel Geld auszugeben – tragen damit gleichermaßen dazu bei, dass es einfach

nicht gelingen will, diesen Mythos zu entkräften.
Es ist daher aufschlussreich, der Frage nach den Wurzeln der Diskussion über „Snuff-Filme" nachzugehen. Die Zusammenfassung eines Artikels des freien amerikanischen Journalisten Scott Stine beschreibt die Entstehung dieses Mythos:

Im Jahr 1971 drehten Michael und Roberta Findlay in Südamerika einen „low-budget-Film" mit dem Titel „Slaughter" („Blutbad"). Die Handlung dieses Films lehnte sich an die Geschichte des US-amerikanischen Massenmörders Charles Manson an.
1972 kaufte der Filmproduzent Allan Shackleton die Rechte an „Slaughter". Die aufgrund der „Qualität" des Films blauäugige Investition versuchte er drei Jahre später noch immer zu amortisieren, als jemand den mittlerweile in „Snuff" umbenannten Film sah und die filmische Handlung für real hielt. Shackleton erkannte seine Chance, spielte bewusst mit vagen Andeutungen und veröffentlichte mehrere Presseverlautbarungen, mit denen er das Interesse der Öffentlichkeit weiter anfachte. Zu diesem Zeitpunkt war das Ende des Films, das ihm einen Platz in der Filmgeschichte sichern sollte, noch nicht einmal gedreht. Diese im wahrsten Sinne des Wortes „finale" Szene wurde erst später in Manhattan aufgenommen:
Nachdem eine schwangere Frau von Anhängern einer obskuren Sekte erstochen wurde, schwenkt die Kamera zur Filmcrew. Eine Assistentin der Filmcrew gesteht dem Regisseur, dass sie die Tötungs-Szene sexuell erregte, man geht vor der Kamera miteinander ins Bett, streitet sich dann, der Regisseur nimmt den immer noch am Set liegenden (Kunst-)blutverschmierten Dolch und fragt mit Blick in die Kamera, ob die Assistentin eine gute Szene drehen möchte – dann wird die Leinwand schwarz, und nur die Tonspur läuft weiter, so dass der Zuschauer noch einige Sekunden die panischen Schreie der Assistentin hört.
Durch diese Schluss-Sequenz wurde „Snuff" zu einem Mythos.
Am 16.01.1976 fand die von Gegnern wie Schaulustigen viel beachtete Premiere des Films in einem New Yorker Kino statt. Der Erfolg des Films und die daraus immer weiter um sich greifende Hysterie zwang schließlich auch die US-Justiz, sich mit diesem Film zu befassen. Infolge der Untersuchungen musste im Vorspann von „Snuff" darauf hingewiesen werden, dass bei den Dreharbeiten niemand verletzt oder getötet wurde. „Snuff" hatte es aber mittlerweile längst zu einem beispiellosen Bekanntheitsgrad gebracht. Es galt als anerkannt, dass „Snuff-Filme" ein weit verbreiteter Fakt waren, und kein Dementi konnte die öffentliche Meinung

 vom Gegenteil überzeugen.

Weder polizeiliche Ermittlungen noch Recherchen von Reportern führten in den vergangenen 25 Jahren zu entsprechendem Filmmaterial. Versucht man den Gerüchten auf den Grund zu gehen, stellt sich zumeist heraus, dass es sich um Informationen vom Hörensagen, von Wichtigmachern oder Betrügern handelt.
Dennoch hält sich weiterhin hartnäckig die Meinung, „Snuff-Filme" seien ein Multi-Millionen-Dollar-Markt, und gerade die Tatsache, dass die Polizei bislang keine Beweise für die Existenz solcher Filme gefunden habe, belege, wie konspirativ der Handel damit stattfinde. Und bieten „Snuff-Filme" nicht auch eine „einleuchtende" Erklärung für den Verbleib jahrelang vermisster Kinder?
Zum Entkräften solcher Meldungen wird jeweils eine Art Beweislastumkehr gefordert - jeder, der bereits versucht hat, einem Kind zu erklären, dass es keine Gespenster gibt, kennt die Unmöglichkeit dieses Unterfangens.

Vermisste Kinder, Kinderporno-Mafia, ermordete Kinder, „Snuff-Filme" - wie bereits eingangs erwähnt, eine Reihe von Begriffen, die immer wieder verwendet werden und die durch diese Ausführungen hoffentlich ein wenig besser eingeordnet werden können.

Ermittlungen der Polizei

Die Erkenntnis, dass Kinderpornografie immer Beweismaterial für den sexuellen Missbrauch von Kindern ist, bestimmt zunehmend die Richtung und Intensität polizeilicher Ermittlungen im In- und Ausland. Es geht primär darum, die in dem sichergestellten Material abgebildeten Täter und Opfer zu identifizieren.

Dieses Ziel stellte bereits zu früheren Zeiten, in denen das Angebot an Kinderpornografie relativ begrenzt war, eine Herausforderung an die Polizei dar.
Das Internet half jedoch nicht nur, Kommunikationsschranken beispielsweise in den Bereichen Wirtschaft, Kultur und Forschung zu überwinden, indem es die Welt zu einem „virtuellen globalen Dorf" zusammenrücken ließ - gerade Kinderpornografie-Konsumenten weltweit haben das Internet und die sich damit bietenden Möglichkeiten schnell erkannt und für ihre Zwecke genutzt.

Kinderpornografie, die auf einem Rechner in Deutschland sichergestellt wird, kann tags zuvor in den USA hergestellt worden sein, d.h. auf dem Rechner eines Beschuldigten können heutzutage Aufnahmen des Missbrauchs von Kindern aus der gesamten Welt sichergestellt werden.
Die rasante und lawinenartige Verbreitung neuer Dateien macht es zudem deutlich schwerer als zuvor, eine direkte Verbindung zwischen dem ermittelten Besitzer einer neuen kinderpornografischen Serie und dem Hersteller zu finden.

Ein weiteres Problem in diesem Zusammenhang, das nicht erst seit der Nutzung des Internet, wohl aber aufgrund der damit zusammenhängenden Faktoren „Menge“ und „Internationalität“ eine zunehmende Rolle bei der Frage nach den weiteren polizeilichen Ermittlungen spielt:
Woher weiß z.B. die Polizei in Hamburg, dass die Bilder oder Videos auf dem Computer des dortigen Beschuldigten von einem Opfer stammen, das in München (oder Österreich oder Thailand ...) bereits identifiziert wurde?
Dieses Problem beschäftigt heute mehr denn je Polizei und Justiz, wenngleich sich eine Lösung bereits abzeichnet.

Bei der Interpol-Zentrale in Lyon wurde eine „Vergleichsdatenbank für Kinderpornografie“ angelegt, in der das Wissen um identifizierte Opfer und Täter aus der ganzen Welt gesammelt und auf Anfrage den Polizeibehörden weltweit zur Verfügung gestellt wird. Nur so können mehrfache und daher unnötige Ermittlungen im In- und Ausland verhindert werden.
Bei entsprechenden Anfragen erfolgt die Suche innerhalb dieser Datenbank softwaregestützt. Die Anschaffung und Weiterentwicklung verschiedener, bereits erfolgreich getesteter Programme kommerzieller Anbieter ist jedoch sehr kostenintensiv. Dies ist einer der Gründe, warum bislang nur wenige Staaten in Europa über eine derartige Software verfügen.
Die Wirksamkeit einer internationalen Vergleichsdatenbank hängt jedoch in erster Linie von der Zulieferung der einzelnen Staaten ab. Dies setzt voraus, dass jedes Land über eine zentrale Sammlung sichergestellter Kinderpornografie sowie der damit zusammenhängenden Daten zu Tätern und Opfern verfügt und mit anderen Ländern austauscht.
In Deutschland geschieht dies in der „Zentralstelle Kinderpornografie“ im Bundeskriminalamt Wiesbaden. In anderen europäischen Staaten befinden sich solche Datenbanken teilweise noch im Aufbau oder scheitern bislang an Kompetenzgerangel zwischen verschiedenen national zuständigen

 Dienststellen bzw. an rechtlichen Problemen, insbesondere dem Datenschutz. So stellt für viele Staaten in erster Linie die Speicherung oder Weitergabe von Opferdaten ein großes Problem dar. Angesichts des angestrebten Ziels, nämlich des verbesserten Schutzes von Kindern vor dem sexuellen Missbrauch durch eine Konzentration begrenzter Ressourcen auf ungeklärte Fälle, erscheint diese Implikation geradezu grotesk.

Ein weiteres Problem für die Ermittlungen der Polizei in Zeiten des Internet stellt die Auflösung des Tatortprinzips dar. Kinderpornografische Inhalte im Internet können prinzipiell gleichzeitig von Millionen Nutzern weltweit zur Kenntnis genommen werden.

Gerade die Anzeigen von Privatpersonen zu kinderpornografischen Web-Seiten erfordern in weit über 90% der Fälle Anfragen im Ausland, weil die Inhalte zwar auch in Deutschland zur Kenntnis genommen werden können, jedoch in aller Regel auf ausländischen Rechnern liegen. Früher wurden Anzeigen dort aufgegeben, wo ein Täter seine Tat verübte, heute sind alle Polizeidienststellen, die Hinweise zu Kinderpornografie im Internet empfangen, zunächst „weltweit zuständig".

Auch wenn sich nur ein Bruchteil dieser Nutzer zu einer Anzeige bei der Polizei oder sonstigen Behörden und Institutionen entschließt, kommt es ferner zu einer Vielzahl von Mitteilungen zu identischen Sachverhalten bei unterschiedlichen Stellen im In- und Ausland. Um zu verhindern, dass in Deutschland Mehrfachermittlungen geführt und dadurch Ressourcen verschwendet werden, wurde daher im Bundeskriminalamt Wiesbaden bereits 1996 eine „Datei Kinderpornografie" geschaffen, in der Informationen zu kinderpornografischen Angeboten/Konsumenten gespeichert werden und die seit 1998 den Polizeien sämtlicher Bundesländer für Recherchen zur Verfügung steht. Ergibt eine solche Anfrage, dass bereits ein Ermittlungsverfahren z.B. gegen den Verantwortlichen einer Webseite eingeleitet wurde, so muss keine weitere Dienststelle diese Seite sichten, bewerten, sichern und eine weitere Strafanzeige fertigen. Dadurch werden Polizeidienststellen und Staatsanwaltschaften zumindest in ganz Deutschland in erheblichem Maß entlastet. Eine vergleichbare „Clearing-Stelle" auf internationaler Ebene existiert bislang aus rechtlichen (unterschiedliche Definitionen von Kinderpornografie), organisatorischen (EUROPOL/Interpol) und finanziellen (Ausstattung, Personal) Gründen nicht, wäre aber vor dem beschriebenen Hintergrund ein großer Fortschritt.

Neben der Identifizierung von Opfern und Tätern anhand kinderpornografischer Darstellungen ist es aber auch wichtig, die Konsumenten von Kinderpornografie (Verbreiter und Besitzer) zu ermitteln.
Zum einen, um über sie möglicherweise an Hersteller von Kinderpornografie zu gelangen. Zum anderen ist der Besitz von Kinderpornografie ein wichtiger Indikator für sexuelle Präferenzen der Täter und potenziell von ihnen ausgehender Gefahren für Kinder. Zwar gilt es wissenschaftlich als (noch) nicht erwiesen, dass der Besitz von Kinderpornografie eine Entwicklung bis hin zum sexuellen Missbrauch von Kindern bewirkt. Andererseits steht fest, dass sich einige der in Deutschland in den vergangenen Jahren festgenommenen Kindermörder im Besitz von Kinderpornografie befanden.
Ferner gibt es eine bemerkenswerte Studie des US-amerikanischen „Federal Bureau of Prisons" aus dem Jahr 2000 mit insgesamt 90 Tätern aus einem speziellen Gefängnis für Sexualstraftäter in Butner, North Carolina[4]: Von 62 Tätern, die wegen eines Kinderpornografie-Deliktes unter Verwendung des Internet inhaftiert waren, gaben 76% in einer freiwilligen und anonymisierten Umfrage an, „reale" Sexualstraftaten (sexuelle Belästigung, Missbrauch/Nötigung von Kindern oder Erwachsenen) begangen zu haben - die meisten davon von den Strafverfolgungsbehörden unentdeckt und mit durchschnittlich mehr als 23 Opfern. Die Autoren dieser US-amerikanischen Studie gelangen zu folgender Schlussfolgerung: *„Es wäre unbedacht, darauf zu schließen, dass ein Straftäter im Bereich der Kinderpornografie kein Risiko für die Gesellschaft darstellt, nur weil seine kriminelle Vergangenheit keine früheren Sexualstraftaten z.B. eines Minderjährigen aufweist".*

[4] Andres E. Hernandez, …y.D., Director, Sex Of…ender Treatment Pro…m, Federal Bureau of …sons, FCI Butner, vor…stellt auf der 19. Jah…sforschungs- und Be…dlungskonferenz der Association for the Treatment of Sexual Abusers San Diego, CA - November 2000

Täter, die bereits missbraucht haben oder aktuell missbrauchen, können somit über den „Umweg Kinderpornografie" ermittelt oder für die Zukunft namhaft gemacht werden, wenn in der Folge von Sexualdelikten Tatverdächtige mit entsprechenden Neigungen gesucht werden.

Schließlich gilt es, den „Sumpf" der ständig steigenden Nachfrage nach Kinderpornografie wenn schon nicht trocken legen zu können, so doch wenigstens einzudämmen. Wo es keine oder nur eine geringe Nachfrage gibt, wird auch weniger Kinderpornografie angeboten. Weniger Ermittlungen gegen Kinderpornografie-Konsumenten bedeuten, dass die polizeilichen Ressourcen stärker auf die Bekämpfung des sexuellen Missbrauchs von Kindern konzentriert werden könnten.

 Das Ziel „Identifizieren der Hersteller, Verbreiter und Besitzer von Kinderpornografie" erforderten mit der massenhaften Nutzung des Internet für eben diese Zwecke eine neue und nachhaltige Strategie der Polizei. Auch im Sinne einer Kriminalprävention musste deutlich gemacht werden, dass das Internet kein rechtsfreier Raum sein kann, in dem hingenommen wird, was in der realen Welt mit Strafe bedroht ist.
Mit der Einrichtung einer „Zentralstelle für anlassunabhängige Recherchen in Datennetzen" (ZaRD) wurde im Bundeskriminalamt Wiesbaden eine Dienststelle geschaffen, die dieser Herausforderung Rechnung trägt und zu deren Aufgaben auch die aktive Suche nach Kinderpornografie im Internet gehört. Seit dem Start der Recherchetätigkeiten der „ZaRD" im Jahr 1999 stießen die dort eingesetzten Beamten jedes Jahr auf ca. 1.000 Fälle von Kinderpornografie/sexuellem Missbrauch von Kindern. Da in jeweils über 70% der Fälle aufgrund der genutzten Provider Auslandsermittlungen notwendig sind, wurde eine internationale Kooperation in noch nie gekanntem Ausmaß erforderlich.
Die Intensivierung der internationalen Zusammenarbeit zwischen dem Bundeskriminalamt und Polizeibehörden weltweit hat bereits zu etlichen Erfolgen geführt und zeigt, dass der Kampf gegen die Verbreitung von Kinderpornografie im Internet erfolgreich zu führen ist.

Die Dimension des Problems

Die Herstellung und Verbreitung von Kinderpornografie stieß aufgrund der beschriebenen Entwicklungen in noch vor wenigen Jahren für undenkbar gehaltene Dimensionen vor.

Inzwischen existieren weit über einer Milliarde Web-Seiten im World Wide Web, über 80.000 Newsgroups im Usenet und ca. 25.000 Chat-Kanäle im Internet Relay Chat (IRC). Die immer wieder zur Bagatellisierung des Problems „Kriminalität im Internet" aufgestellte, allerdings durch nichts belegte These, „lediglich 1-2%" der Inhalte des Internet seien illegal, würde bei den genannten Dimensionen bedeuten, dass es derzeit 10-20 Millionen illegale Web-Seiten, 800- 1.600 illegale Newsgroups sowie 250-500 illegale Chat-Kanäle gibt, die die Plattform für eine Vielzahl möglicher Aktivitäten einer unbegrenzten Anzahl von Internet-Nutzern bieten.

Wie dynamisch sich das Medium Internet entwickelt, lässt sich auch in einem Umkehrschluss aus der Anzahl der Hinweise von Privatpersonen auf vermeintlich kinderpornografische Inhalte an das Bundeskriminalamt Wiesbaden ablesen: Waren es im Jahr 1998 noch lediglich 50, so gingen im Jahr 2002 ca. 3.000 dieser Hinweise ein. Vergleichbare Zuwächse dürften bei sämtlichen Polizeidienststellen, die eine Möglichkeit zur „Online-Anzeige“ bieten, zu verzeichnen sein.

Eine seriöse Schätzung der Anzahl der weltweit verfügbaren kinderpornografischen Dateien ist nicht möglich und auch nicht unbedingt sinnvoll, wenngleich jeder, der eine entsprechende Zahl nennt, gerne als Quelle in Medienberichten zitiert wird.
Unabhängig von der Seriosität solcher „Zahlenspiele“ wird häufig die Anzahl der Dateien mit der Anzahl aktuell missbrauchter Kinder verwechselt.
Aus den beschriebenen Mechanismen bei der Verbreitung von Dateien im Internet ergibt sich jedoch, dass wir es hier mit einer jeweils potenzierten, lawinenartigen Verbreitung zu tun haben. Einzelne kinderpornografische Aufnahmen sind zudem die Ausnahme. Vielmehr werden ganze Bildserien hergestellt, die aus bis zu mehreren tausend Einzelbildern derselben Opfer bestehen können. Neue Bilder werden vom Hersteller an einen oder mehrere Tauschpartner weitergegeben, die sie ihrerseits ihren Kontaktpersonen übersenden. Damit erhöht sich die Anzahl der im Umlauf befindlichen kinderpornografischen Dateien exponentiell innerhalb weniger Tage bzw. Wochen. Außerdem stellt ein Großteil der im Internet verfügbaren Kinderpornografie Missbrauchshandlungen dar, die aufgrund der Herstellung in den 70er- Jahren im juristischen Sinne bereits verjährt sind, also strafrechtlich nicht mehr verfolgt werden können. Die Täter in diesen Fällen dürften vielfach mittlerweile verstorben sein, die damaligen Opfer sind heute 35-45 Jahre alt.
Schließlich konnte in den vergangenen Jahren glücklicherweise sowohl in Deutschland als auch im Ausland eine Reihe von Fällen der Herstellung von Kinderpornografie aufgeklärt werden, ohne dass es möglich ist, die dabei entstandenen Aufnahmen aus den Datennetzen zu entfernen. Selbstverständlich stellen jedoch der Besitz und die Verbreitung dieses „Altmaterials“ bzw. der „identifizierten Serien“ weiterhin eine Straftat dar.

Die Anzahl sichergestellter kinderpornografischer Dateien kann somit niemals mit der Anzahl der Opfer und schon gar nicht mit der Anzahl aktuell missbrauchter Kinder gleichgesetzt werden. Sie verdeutlicht allerdings sehr wohl den Zustand einer Gesellschaft, in der offensichtlich eine derartige Nachfrage herrscht.

 Dass diese Aussage mitnichten dazu verwendet werden kann, das Problem der Kinderpornografie und des damit einhergehenden sexuellen Missbrauchs zu bagatellisieren, soll folgendes Beispiel verdeutlichen:
Im Rahmen der internationalen „Operation Cathedral", die bereits 1998 unter Federführung der britischen Polizei weltweit für Aufsehen sorgte, wurden bei etwa 100 Beschuldigten in zwölf Staaten schätzungsweise drei Millionen kinderpornografische Dateien beschlagnahmt. Selbst wenn man diese Zahl um die Faktoren „Serien", „Kopien", „identifizierte Opfer/Täter" und „Altmaterial" reduziert, bleiben hunderte aktueller und ungeklärter Fälle des sexuellen Missbrauchs von Kindern – wir sprechen vom Jahr 1998 und von einer einzigen Tätergruppe.
Man darf sich außerdem nicht der Illusion hingeben, dass mit der Sicherstellung im Jahr 1998 drei Millionen kinderpornografische Dateien unwiederbringlich dem „Markt" entzogen wurden, denn die anarchische Struktur des Internet sorgt dafür, dass „jeder (fast) alles hat" und insofern auch jeder alles in kurzer Zeit reproduzieren kann.

Wer verstanden hat, wie die Verbreitung von Dateien im Internet funktioniert, weiß, was das bedeutet: Auch wenn dieses Eingeständnis desillusionierend ist - aus heutiger Sicht wird man sich nicht nur damit abfinden müssen, dass Kinderpornografie im Internet leicht und für jedermann verfügbar ist, es dürfte auch kaum Chancen geben, die Menge des im Umlauf befindlichen Materials auch nur einzugrenzen, geschweige denn zu reduzieren. Dafür sorgt nicht zuletzt die ständig steigende Nachfrage nach neuer Kinderpornografie, die die Frage nach der Gesamtzahl von Kinderporno-Konsumenten weltweit oder in Deutschland aufwirft, also nicht nur derjenigen, die ins Fadenkreuz der Ermittler geraten und dadurch letztlich statisch erfasst werden (vgl. „Strafgesetze und Kriminalstatistik in Deutschland").
Auch zu dieser Frage gibt es keine verlässlichen Zahlen, sie wären nur über vage Schätzungen zum „Dunkelfeld", das in der Regel um ein Vielfaches größer ist als das „Hellfeld" der statistisch erfassten Täter, zu erlangen.
Dass weitaus mehr Personen an Kinderpornografie interessiert sind, als man sich das noch vor wenigen Jahren vorgestellt hat, dürfte mittlerweile bekannt sein. Verschiedene Großverfahren der letzten Jahre haben zumindest erahnen lassen, wie erschreckend die Zahl der Konsumenten ist. Dazu nur ein Beispiel:
Aufgrund von Erkenntnissen des US Postal Inspection Service leitete das Bundeskriminalamt im Herbst 2002 unter der Bezeichnung „Operation PECUNIA" Verfahren gegen 1.400 deutsche Beschuldigte ein – ein

bisher einzigartiges Großverfahren gegen Kinderpornografie-Konsumenten in Deutschland. Die Beschuldigten stehen im Verdacht, sich über eine amerikanische Firma kostenpflichtig Zugang zu Web-Seiten im Internet mit kinderpornografischen Inhalten verschafft zu haben.
Laut US Postal Inspection gingen innerhalb nur eines knappen Jahres bei der US-Firma schätzungsweise 150.000 Bestellungen aus aller Welt mit einem Gesamtvolumen von ca. 5,5 Millionen US-Dollar ein.
Nicht mehr als ein Schlaglicht – nach den Erfahrungen der letzten Jahre jedoch mit Sicherheit nicht der Endpunkt, was die Quantität eines einzigen Großverfahrens anbelangt.

Ist Kinderpornografie also nur ein Produkt der Medien? Immer noch ein Nachklang der belgischen „Dutroux-Affäre"? Mitnichten, wie diese Zahlen untermauern.
Kinderpornografie kann vielmehr als gesellschaftliches Problem nicht mehr geleugnet werden – immer neue schockierende Zahlen zu Sicherstellungen und Konsumenten unterstreichen vielmehr, dass es sich um ein Massendelikt handelt, das vielfältige Fragen nach der Ursache dieses Phänomens aufwirft.

Die Spitze des Eisbergs ist erkannt, was sich allerdings unter der Wasseroberfläche befindet, wird sich erst in den kommenden Jahren zeigen.

Der Autor:
Holger Kind, geboren 1969, Abitur, dann Ausbildung zum Kriminalkommissar beim BKA Wiesbaden. Danach Dienst in der „Abteilung für Terrorismusbekämpfung", seit 1995 bei der „Zentralstelle Kinderpornografie" des BKA Wiesbaden.

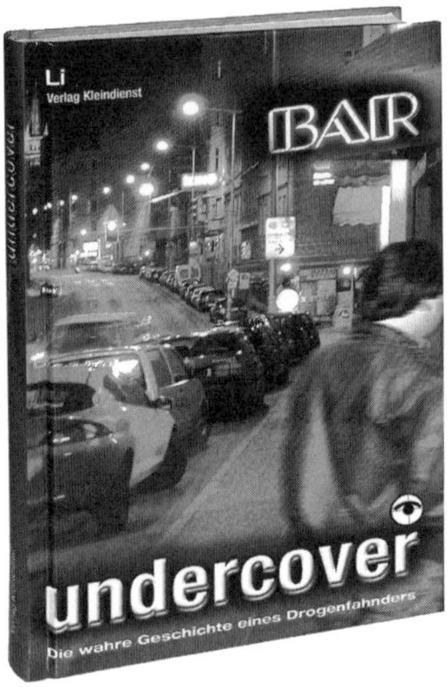

Undercover
Die wahre Geschichte eines Drogenfahnders

Autor: Li (Pseudonym)

Auf vier Jahre Undercovereinsatz im Drogenmilieu folgt Gefängnis. Zwei Jahre später tritt er seinen Dienst wieder an. Heute arbeitet „LI" als uniformierter Polizist in Wien. Dieser Reality-Krimi beruht auf einer Tatsache.

„Nach eigenen Enthüllungen über die Polizei ... bringt Josef Kleindienst jetzt ein neues Buch über vertrauliche Polizeiarbeit heraus.
Die Anklage. Drogenfahnder Andreas L. ermittelte undercover in der Schickimicki-Szene. Jetzt klagt er an: Koksende Politiker schützen Dealer, das Gift siegt."

Andreas Kuba, NEWS

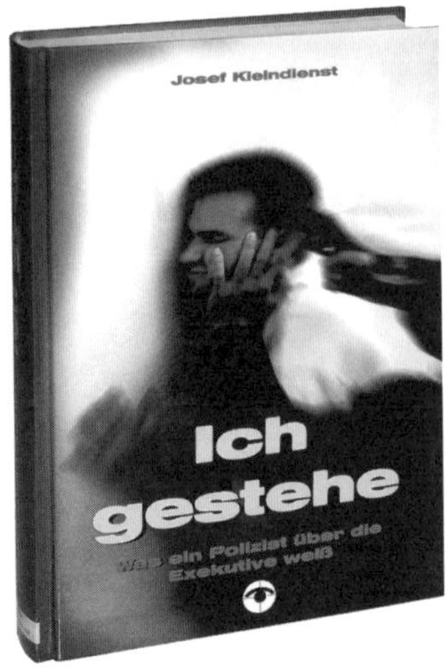

Ich gestehe
Was ein Polizist über die Exekutive weiß

Autor: Josef Kleindienst

Dieses Buch hat die „Spitzelaffäre" ausgelöst. Gerichtliche Vorerhebungen gegen den rechtsextremen Politiker Jörg Haider sowie 63 weitere Politiker und Polizisten haben beinahe für die Sprengung der österreichischen Regierung gesorgt. Unter Justizminister Böhmdorfer, einem engen Freund Jörg Haiders, wurden die meisten Verfahren ohne nähere Untersuchung wieder eingestellt. Oppositionspolitiker fordern einen parlamentarischen Untersuchungsausschuss zur Klärung dieses Justizskandals.

Rassisten, Prügler, Drogensüchtige, Datendiebe, Sextäter und Tierquäler – all das existiert auch in der Exekutive. Der Autor Josef Kleindienst, selbst Polizist, zeigt diese Seite der Polizei, wie es noch keiner gewagt hat.

Infolge des Erscheinens dieses Buches wurden insgesamt 28 Gerichts-klagen gegen den Autor und Verleger Josef Kleindienst erhoben.
24 davon konnte er inzwischen gewinnen, 4 Klagen sind noch offen. Die erfolglosen Kläger: Jörg Haider und andere FPÖ-Politiker.

NEU IM VERLAG

VERLAG SEMINARE KLEINDIENST

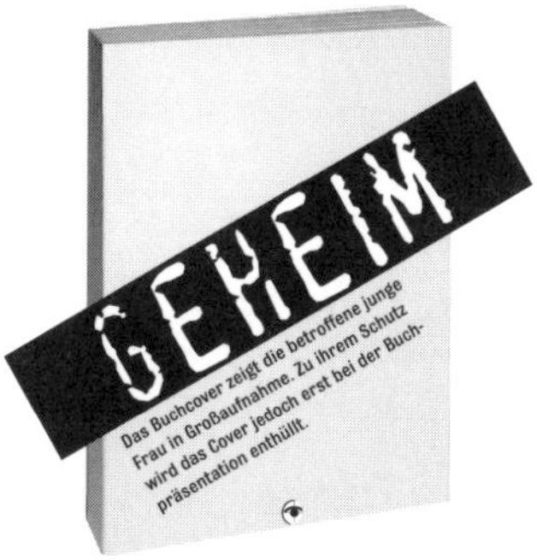

Vom Islam zum Christentum – ein Todesurteil!

Autorin: Isa S. (Name wird erst bei der Buchpräsentation der Öffentlichkeit preisgegeben)

Der weltweit fortschreitende Islamismus, aggressive Fundamentalisten verschiedenster Glaubensrichtungen und spürbare Hoffnungslosigkeit in weiten Teilen der zivilisierten Welt haben ein Stück weit das Tor für andere Religionen geöffnet. Dass ein Drittel der Weltbevölkerung diesem Glauben bereits angehört und sich seit Jahren die „Falken“ gegenüber den „Tauben“ immer mehr durchsetzen, ist inzwischen hinlänglich bekannt. Was noch nicht bekannt ist, beschreibt dieses Buch.

Es schildert die Lebensgeschichte einer jungen, aus Pakistan stammenden Frau, die den mittelalterlichen Sitten, den unverständlichen Gebräuchen und rückständigen religiös-fanatischen Gesetzen des Koran ausgesetzt war und gezwungen wurde, eine nach 2000 Jahre alten Traditionen geführte Koranschule zu besuchen. Ihr unermessliches Leid fand einen neuerlichen Höhepunkt, als sie ihre Liebe zu Jesus entdeckte und zum Christentum wechselte. Sie wurde geschlagen, seelisch misshandelt, mit 13 Jahren ihrem eigenen Cousin versprochen, mit 17 illegal verheiratet, entführt und sexuell unter Druck gesetzt. Es gab eine Reihe von Morddrohungen gegen sie, so dass sie sogar von der Polizei vor ihren Eltern und Verwandten geschützt werden musste. Derzeit lebt sie an einem geheimen Ort und steht rund um die Uhr unter strengstem Personenschutz.

Diese Geschichte ist für Länder die nach den Suren des Koran leben nicht außergewöhnlich. Wir hier in Europa blicken aus der Ferne auf die Ungerechtigkeiten und Grausamkeiten mancher Religionen und meinen hier wäre man davor sicher. Doch dies ist ein Irrglaube. Die Geschichte von Isa S. passierte mitten unter uns. Wie weit der skrupellose „lange Arm“ Mohammeds reicht, wird in diesem Buch auf brutale Weise verdeutlicht und durch stichhaltige Fakten anschaulich gemacht.

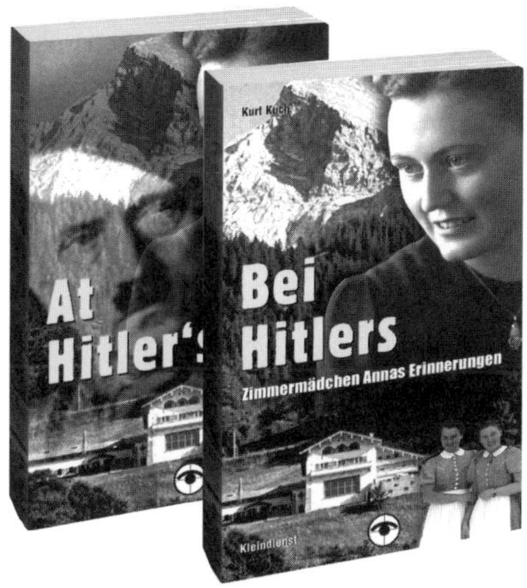

Bei Hitlers

Zimmermädchen Annas Erinnerungen

Kurt Kuch, Journalist und Buchautor

Die einzige Zeitzeugin, die Hitlers Bett gerichtet und Eva Brauns Nachthemd bereitgelegt hat, beschreibt ihre Erlebnisse in diesem Buch.

Anna war Zimmermädchen im Hause Hitler am Obersalzberg. Sie erlebt Adolf Hitler und Eva Braun „privat“, wird zur engen Vertrauten von Eva Braun in deren „goldenem Käfig“ und erhält einen unverfälschten Einblick in Hitlers unmittelbare Umgebung, der von Martin Bormanns Eskapaden bis hin zu den spektakulären Details des Schottland-Fluges von Rudolf Heß reicht. Heute, im Alter von 82 Jahren, erinnert sich Anna Plaim. Aus ihren noch vollständig erhaltenen tagebuchartigen Briefen und Dokumenten liest sie dem Buchautor Kurt Kuch vor, der aus Annas Erinnerungen ein Zeitdokument historischer Einzigartigkeit entstehen lässt.

„60 Jahre lang habe ich geschwiegen. Herrn Kuch habe ich meine Geschichte erzählt, damit die Menschen erfahren, wie es wirklich war, damals, im Hause Hitler.“

Anna Plaim

VERLAG
SEMINARE
KLEINDIENST

VERLAG SEMINARE KLEINDIENST

Unsere ersten Titel („Nie mehr Strafe zahlen“, „Ich gestehe“ und „Undercover“) haben sich zu Bestsellern entwickelt. Drohungen, Klagen oder zumindest heftige Diskussionen haben diese zeitkritischen Veröffentlichungen begleitet. Da kein anderer Verlag bereit war, diese „heißen Eisen“ anzufassen, wenden sich immer mehr Autoren mit kritischen Themen an uns – deshalb werden Sie auch in Zukunft im Verlag Kleindienst (www.kleindienst.cc) Bücher finden, die aufdecken, berühren und emotionalisieren.

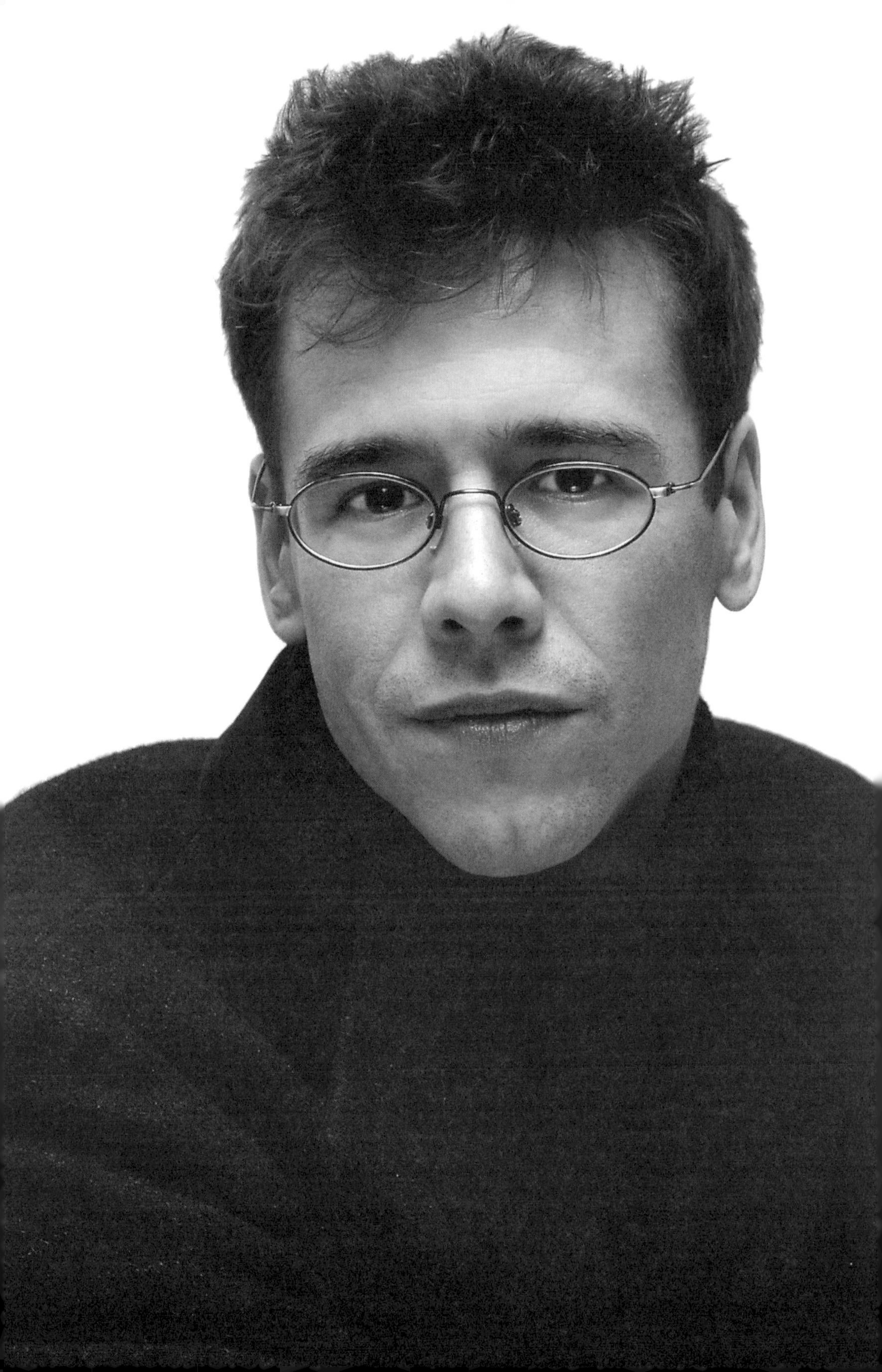

Alexander Haide

Geboren am 7. Juni 1968 in Wien. Seit 1988 freier Journalist. Veröffentlichungen in nationalen und internationalen Zeitschriften, Schwerpunkt investigative und Musik-Reportagen. 1992 bis 2002 Redakteur bei der österreichischen „Kronen Zeitung".

Seit 1990 Publikationen von Artikeln über Kindesmissbrauch und Kinderpornografie: „Wienerin", „Marie Claire" (Deutschland), Tele 5 (Deutschland), RTL („Extra", „Hans Meiser"), „Kronen Zeitung", „Vera" (österreich. Fernsehen). Maßgeblich beteiligt an der Aufdeckung der weltweiten Porno-Bande „W0nderland" im Jahre 1998. Zusammenarbeit mit dem deutschen Bundeskriminalamt in Wiesbaden.

Haide lebt als freier Journalist in Wien.

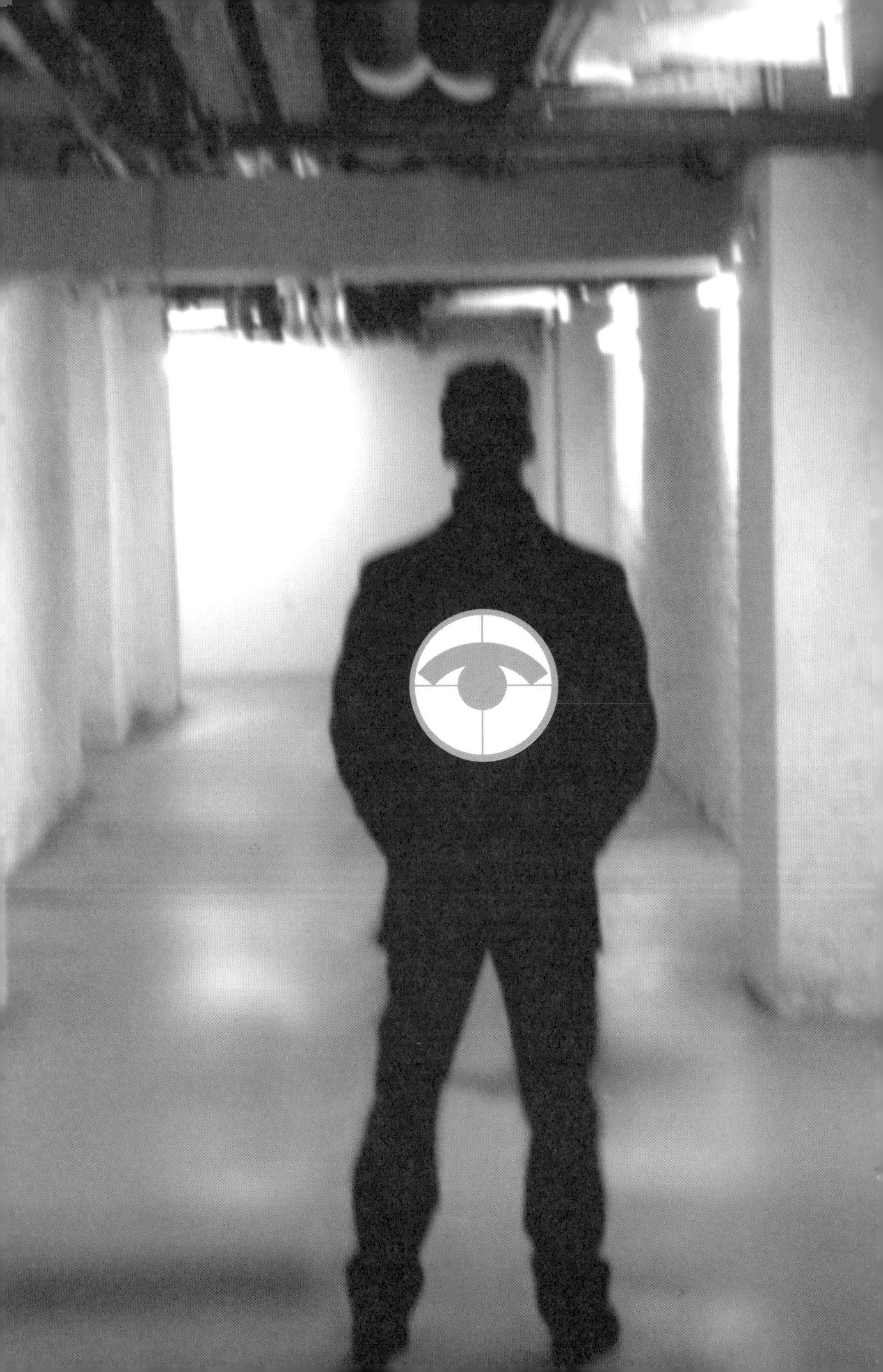